中国医学临床百家

张国安 /著

燃爆伤
张国安 2016 观点

EXPLOSION BURNS AND BLAST INJURY

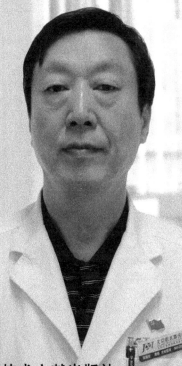

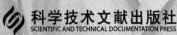
科学技术文献出版社
SCIENTIFIC AND TECHNICAL DOCUMENTATION PRESS

·北京·

图书在版编目（CIP）数据

燃爆伤张国安2016观点 / 张国安著. —北京：科学技术文献出版社，2016.6

ISBN 978-7-5189-1382-4

Ⅰ.①燃… Ⅱ.①张… Ⅲ.①烧伤—诊疗 Ⅳ.① R644

中国版本图书馆 CIP 数据核字（2016）第 104824 号

燃爆伤张国安2016观点

策划编辑：孙苍愚 责任编辑：巨娟梅 孙苍愚 责任校对：赵 瑷 责任出版：张志平

出 版 者	科学技术文献出版社
地 址	北京市复兴路15号 邮编 100038
编 务 部	（010）58882938，58882087（传真）
发 行 部	（010）58882868，58882874（传真）
邮 购 部	（010）58882873
官 方 网 址	www.stdp.com.cn
发 行 者	科学技术文献出版社发行 全国各地新华书店经销
印 刷 者	虎彩印艺股份有限公司
版 次	2016 年 6 月第 1 版 2016 年 6 月第 1 次印刷
开 本	880×1230 1/32
字 数	80千
印 张	5.75
书 号	ISBN 978-7-5189-1382-4
定 价	78.00元

出版者序
Foreword

　　中国的临床医学科研正在崛起，以北京天坛医院牵头的CHANCE研究成果改写美国脑血管病二级预防指南为标志，中国一批临床专家的科研成果正在走向世界。为记录、展现中国临床医学专家奋进的脚步，提高广大临床医师的诊疗水平，科学技术文献出版社出版了这套高端医学专著——《中国医学临床百家》丛书。"百家"，既指我国临床各学科的权威专家，也取百家争鸣之意。

　　目前，我国权威临床专家的科研成果多数首先发表在国外期刊上，之后才在国内期刊及会议中展现，在国内的传播速度大打折扣。如果出版专著，又为多人合著，专家个人的观点和成果精华被稀释。为缓解这种学术成果展现之痛，本丛书采取浓缩专家科研成果、成批集中展现的方式，以每年百余种的速度持续出版，每一本书展示一名权威专家对一种疾病的年度观点，重点阐述目前最新的研究成果及其临床经验，强调医学知识的权威性和时效性，以期细致、连续、全面地记录我国临床医学的发展成果。

与其他医学专著相比，本丛书具有出版周期短、持续性强、主题突出、内容精炼、阅读体验佳特点。在图书出版的同时，还通过万方数据库等互联网数字平台进入全国的医院，让各级临床医师和医学科研人员通过数据库检索到专家观点，并能迅速在临床实践中得以参考应用。

科学技术文献出版社隶属中华人民共和国科学技术部，正积极配合科技部临床科研转型战略，为国家临床医学研究基地的科研成果展现、人才培养提供支持，这是我们的使命。我们将充分利用各种有利条件和资源，打造好这套在互联网时代出版与传播的高端医学专著，为中国临床医学的创新并提高广大临床医师的诊疗水平而做出贡献。

我们将不辱使命！

《中国医学临床百家》为中国临床医学的进步而诞生，为中国临床专家的奋斗而鼓呼。

《中国医学临床百家》以为各级临床医师提供学习平台为己任，以书写中国医学科研崛起的历程为使命，以展现中国临床医学专家迈向世界的脚步而骄傲。

科学技术文献出版社

2016 年 春

作者简介
Author introduction

　　张国安博士，北京积水潭医院烧伤科一级主任医师，北京大学第四临床医学院教授，博士生导师。兼任《中华烧伤杂志》副总编、中央保健局会诊专家等。曾任北京医学会烧伤外科分会主任委员、北京医学会整形外科分会副主任委员、中华医学会烧伤外科分会副主任委员、北京医师协会烧伤科医师分会会长、中国医师协会外科医师分会副会长、中国医师协会烧伤外科医师分会副会长等。

　　1978 年考入北京医学院医学系（现北京大学

医学部）学习，1983 年进入北京积水潭医院烧伤科。从事烧伤临床治疗 33 年，亲自成功抢救特重烧伤患者超百例，数十次主持重大成批伤员抢救，多次受上级单位派遣主持国内外重大事故伤员救治，特别是近年来在奥运会保障、四川地震救灾及深圳舞王俱乐部火灾、成都公交车火灾、泰国俱乐部火灾、杭州公交车火灾中主持伤员救治等工作，展示了我国烧伤救治的一流水平。在坚持医学临床工作的同时，积极开展医学科研，在国家自然科学基金和北京科学研究基金的支持下，深入开展人工皮肤替代、吸入性损伤：喉烧伤、严重烧伤救治、烧伤晚期创面修复等多项科研研究。

曾主编《烧伤外科手术精要与并发症》《烧伤整形科手术点评》《烧伤科诊疗常规》等专著。注重培养专业人才，教书育人，所培养的学生有的已成长为高级专家，确保了烧伤医疗事业发展保持长久生命力。

前言
Preface

　　燃爆伤的发生随着社会工业化的进步而逐渐增多，对人民生命财产安全造成巨大损失。事故的发生不可逆转，天然气、化学燃料、烟花爆竹、军火等爆炸事件短时间内冲击力、毁灭力强，致死率、致残率高。燃爆伤较为典型的事件有：1987年3月15日，哈尔滨亚麻厂粉尘爆炸案，死亡56人，受伤179人；2010年2月24日，河北抚宁淀粉厂粉尘爆炸案，致19死49伤；2013年11月22日，青岛输油管道爆炸案，62人遇难，136人受伤；2014年8月2日，江苏昆山市中荣金属制品有限公司重大铝粉尘爆炸事故，死亡 146 人，受伤 112 人；特别是 2015 年 8 月 12 日，天津滨海新区塘沽开发区的危化品爆炸，共造成 173 人遇难，近 800 人受伤，直接经济损失或达 700 亿。水火无情，突如其来的事故改变了伤者原本健全的人生，许多原本充满生机的幸福的家庭在事故中毁于一旦。因此，为了挽救伤者的生命，改善预后及功能，帮助患者重返社会，尽量减少燃爆事故、事件对患者及家庭造成损失，燃爆伤的救治研究在新时代是势在必行的。

在我参加烧伤救治工作的 30 余年中，参与了数不清的燃爆伤病例及成批伤事件的抢救。

燃爆伤作为烧伤科的分支之一，目前尚无系统性的诊疗著作。而且很多基层医院并没有独立的烧伤专科，很多燃爆伤、成批伤患者第一时间分类、诊治、抢救都是由普通外科或创伤科医师完成的，尚缺乏对燃爆伤的规范化培训。科学技术文献出版社出版的《临床百家》丛书将燃爆伤单独列入,对基层医院开展燃爆伤和成批伤的初步评估、诊治工作非常有意义,适合烧伤科、外科基层医师、青年医师学习、参考,对临床工作具有指导意义。

张国安

目 录

Contents

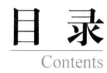

概　述

　　燃爆实际上是一种高速燃烧的过程，是燃烧物以极高的速度发生化学反应，化学反应中燃烧物及其产物的体积急速膨胀，反应产生的热能和膨胀的动能可传递，若正确利用非常有利，但若失控则造成灾害。燃爆若是在空旷环境下进行，其威力往往有限，但在密闭环境中，该反应可变得强烈，达到一定程度后可发生爆炸。

　　追溯燃爆的历史，可从我国西汉初年（公元前200年）发明黑色火药开始，在三国时期（公元220年至280年）由于火球、火箭等进攻性武器的发明和使用，火药爆炸开始出现在战场上，但杀伤力小、作用范围窄。近代，新型火药和爆炸技术得到快速发展，在战争中的应用尤为突出。现阶段在和平的大氛围下，我国确立了以经济建设为中心的发展道路，大力发展生产力，此时的燃爆往往发生在工业厂房、矿井、商业娱乐场所和酒店内，炸药、锅炉、煤气、瓦斯、煤粉甚至可燃烧粉尘等与空气混合即可发生燃爆，在十几微秒至几十微秒内周围介质产生的高压就可达上万个大气压，温度可升至 3000℃以上，威胁人民生命财产安全。

燃爆可能同时具有燃烧、烟雾、冲击波、火器、化学毒物（或放射性物质）等多种致伤因素。因此，燃爆伤是一种具有热烧伤、吸入性损伤、冲击伤（爆震伤）、火器伤、化学烧伤及其他各类创伤特点的复合损伤。

关于冲击伤的含义有狭义和广义之分。狭义地说，只是冲击波、超压和负压作用于人体所造成的原发性损伤；广义地说，是在冲击波直接或间接作用下所发生的各种损伤。国外在 20 世纪初就对冲击伤有动物实验研究，在第二次世界大战之后，开展了大量的研究工作，当时的英国、德国等国家对冲击伤的致伤原理和临床病理特点进行了较为系统的研究，而瑞典和美国则是对冲击伤的理论做了深入的研究。瑞典的冲击伤研究工作由国防研究院医学部负责，在 20 世纪中期就先后发表过有关冲击伤的生物物理学、病理生理学和治疗等研究论文数十篇。美国的冲击伤研究单位较多，自 1951 年起，研究人员通过十余种实验动物进行了大量的研究，大多是在实验室用激波管致伤和现场试验结合，与实战联系较为紧密。此外还在内华达州的核试验场进行了核武器爆炸时冲击波的杀伤研究，并结合日本原子弹爆炸后冲击波对人员造成损伤的资料，推断出不同当量的核武器爆炸时冲击波对人员的杀伤范围。他们还先后开展了全美范围内的冲击伤专题讨论，出版了会议论文集和许多有关冲击伤研究的专题报告。而我国的冲击伤研究起步较晚，主要是在 1964 年成功爆炸第一颗原子弹之后，冲击伤的研究才受到重视并进行了大量的调查分析，对冲击伤的发生情况、病理特点、诊断、治疗和防护等方面进行了不少实验研究，为我国冲击伤的救治提供了宝贵资料。

　　冲击伤因致伤条件和伤情不同有很大差异，主要具有多部位受伤、体表损伤轻内脏损伤重以及病情发展迅速等特点，其中肺部是最易受冲击波致伤的靶器官，主要表现为肺水肿、肺气肿、肺出血、肺破裂等。其次是眼部、中耳和内耳等听器以及肝、脾、肾等腹内实质脏器的损伤。此外，冲击波也可造成心脏和脑部的损伤，但以继发性损伤多见。有些伤者被冲击波击倒后，自觉情况良好，还参加其他伤员的抢救工作，但数小时后病情急转而下，出现严重的肺出血、腹腔大出血等，可因为延误治疗时机而危及生命。

火器伤则是指火药燃烧、炸药爆炸等将化学能迅速转化为机械能的过程中将弹丸、弹片、碎石等物体向外高速抛射，击中机体所造成的损伤。因此，爆炸发生时产生的冲击波是其致伤的首要外力条件。自从爆炸性进攻性武器出现以来，火器伤就成为战争中最常见的伤类，我国由于枪支弹药管制，因弹药爆炸导致的火器伤较少出现。但由于经济快速发展、工业生产过程中的爆炸事故，碎石、泥沙、玻璃等被冲击波投射造成的火器伤也时有发生。火器直接对组织产生挤压、撕裂和穿透等机械破坏是其主要的致伤机制，其次还包括压力波损伤、瞬时空腔损伤和水粒子加速损伤等致伤机制。火器伤的病情与其受伤部位和伤道有直接关系，但其救治原则未发生明显改变，尤其强调救治时间，有数据统计显示：70% 左右的伤员死亡发生在伤后 1 小时以内，而美军规定的初步医生救治应在伤后 0.5～1 小时内实施，优良的外科救护应在伤后 3～4 小时内进行。苏联根据对列车爆炸事故伤员的救治经验认为初步救治的理想时间为伤后 30 分钟，如果推迟到伤后 1 小时，约 30% 可存活的伤员死亡；推迟到 3 小时，这个数字上升到 60%；推迟到 6 小时则上升到 90%。我国也利用爆炸性武器进行了大量的动物实验，结果证明了早期救治的重要性。同时发现，动物在伤后没有任何救治的情况下，伤后 6 小时死亡率为 58.33%，其后趋于稳定，至伤后 72 小时死亡率才增加 11.11%，因而应加强伤后 6 小时内的早期救治。可以肯定的是，伤后越早进行有效救治对伤员越有利，但伤后何种早期救治才是有效的？如何才能有效加强伤后早期救治是国内外一直以来的研究重点。

化学毒物接触所致的烧伤在各类烧伤病例中占 5% 或更多，尤其是工业发达的城市更是常见。据美国化学文摘统计，全世界目前已有 700 多万种化学品，且每年以数以千计的数量在增加，其中已作为商品上市的有

10万余种，经常使用的有7万余种。很多化学品不稳定，具有易燃、助燃、易爆、腐蚀、毒性、放射性等特性。有的化学品在常温下稳定，经加热后会发生燃烧和爆炸，并释放有毒有害成分。化学烧伤的特点主要与化学品的种类、浓度、作用方式、接触时间、物理状态（气态、固态、液态）、与人体接触面积大小等密切相关，接触化学品后，又与伤员是否出现吸收中毒、现场急救措施及后续解毒是否有效有关。一般来说，局部化学烧伤的主要表现为组织脱水、蛋白变性、脂肪液化等，但其持续性损伤、中毒及脏器并发症不容忽视，且往往因内脏器官损害而危及生命。不同毒物的靶器官不同，中毒后临床表现亦呈多样化。肝脏是机体的解毒器官，可受到毒物或其代谢物的直接作用；肾脏是毒物排泄和代谢的主要器官；有的化学物质可抑制骨髓造血，破坏红细胞，引起严重贫血和溶血；有的还可引起中毒性脑病，发生脑水肿和神经损害。可见全身各脏器均可受累，若毒物毒性大，即使是小剂量被人体吸收，亦可导致伤员死亡的严重后果。因此，早期辨别毒物种类和综合救治是关键。

燃爆伤的致伤因素多种多样，导致其病理过程和临床表现也复杂多变，但也可以是某一伤情为主导，但同时因累及的器官和部位不同。其临床特点主要包括：①全身情况差且复杂，往往不能通过某个单一致伤因素解释；②休克发生率高，全身应激反应重，仅单纯烧伤所致失血浆就可引起患者低血容量休克，若合并其他复合伤致失血性休克，使病情更复杂，休克发展更快、更重，则更易导致脏器功能衰竭；③严重的颅脑、肺部、腹部等内脏复合伤发生率高、致死率高，在早期容易被某一伤情掩盖而忽视其他脏器损伤，给诊断造成困难，往往需借助多种检测手段以明确伤情，应力争早期诊断并做针对性处理；④烧伤创面往往和复合伤位于同一体表部位，创面污染重、局部反应更剧烈、治疗难度大、愈合慢，甚至冲击波将碎石、碎片等物质高速射入创面，呈蜂窝状，使创面情况更为复杂；⑤感染发生率高、发生时间早、持续时间长，易发生混合感染，细菌的多重耐药发生率高，若出现全身性感染往往后果严重；⑥燃爆伤本身就是一种全身性、多系统、多脏器的损伤，其并发症发生早、程度重，在病程的各个时期均可出现，以心、肺、肾等实质脏器损伤最为多见，病理表现以充血、出血、水肿

甚至梗死多见，严重者可出现多器官功能障碍综合征
（multiple organ dysfunction syndrome，MODS）；⑦及早、
全面诊断尤为重要，对危及生命及肢体存活的重要血
管、内脏、颅脑损伤及窒息等，应在休克复苏的同时，
优先处理。

参考文献

1.Cernak I，Savic J，Zunic G，et al.Recognizing，scoring，and predicting blast injuries.World Journal of Surgery，1999，23（1）：44-53.

2.Horrocks CL.Blast injuries：biophysics，pathophysiology and management principles.Journal of the Royal Army Medical Corps，2001，147（1）：28-40.

3.Caseby NG，Porter MF.Blast injuries to the lungs：clinical presentation，management and course.Injury，1976，8（8）：1-12.

（万江波整理）

燃爆伤休克期治疗

1 燃爆伤发生的休克是低血容量性休克

烧伤休克是低血容量性休克。烧伤后局部及其他部位因受体液炎症介质作用，毛细血管扩张，血管通透性增强，大量血浆样液体渗出，一部分从创面渗出，一部分渗入到组织间隙，引起组织水肿。由于大量血浆透过血管壁渗出，这样就造成血管床内血容量减少。一定量的血容量减少，机体可以通过血管平滑肌收缩、加快心搏等方式代偿，以保障机体各系统血供，但如果血容量减少超过机体的代偿能力，则可引起低血容量性

休克。成人烧伤面积 > 20% 或小儿烧伤面积 > 10%，即
有可能发生休克。烧伤面积愈大，深度愈深，则休克发
生率愈高，且休克发生愈早愈严重。

烧伤后，患者毛细血管通透性的增高和血浆样液
体渗出在伤后 2 ～ 3 小时最为急剧，8 小时达高峰，随
后逐渐减缓，至 48 小时毛细血管通透性渐趋恢复。所
以大面积烧伤后 48 小时内称为大面积烧伤患者的休克
期，此期间极易发生休克。在休克期内，烧伤患者有效
循环血量处于持续不断的丢失状态，需要及时足量不
间断地进行液体复苏。这也是烧伤休克与一般的低血容
量性休克的不同之处。

燃爆伤时，患者常合并肺部爆震伤及颜面烧伤
和吸入性损伤，甚至可能存在心功能受损，病情较
普通烧伤严重，其休克程度也往往更为严重，复苏
需要的液体量更多。而同时，复苏过程中液体负荷一
旦过量，引起心力衰竭、肺水肿的风险也更大。燃爆
伤患者抗休克复苏时，比一般烧伤患者需要更为精确
的把握液体用量。

2 燃爆伤休克的临床表现与低血容量性休克类似

烧伤休克一般属于低血容量性休克。其临床表现与低血容量性休克类似。主要表现为：

（1）脉搏增快：患者有效循环血量不足时，患者代偿性出现心率增快，心肌收缩力及每搏输出量增加，以代偿提高心排出量。故大面积烧伤休克期患者心率常明显增加，严重烧伤患者心率往往在每小时 100 次以上，部分患者可超过每小时 160 次。反映到脉搏上表现为脉率增快。休克症状严重时，出现失代偿，患者血压下降，心脏每搏输出量减少，脉搏则表现为细数无力。

（2）尿量减少：尿量是反应低血容量性休克的较为敏感的指标，也是烧伤休克的早期表现，能较为准确地反映组织血液灌流情况。烧伤休克期尿量减少主要为肾血流量减少所致，也与抗利尿激素、醛固酮分泌增多有关。严重大面积烧伤时，由于大量红细胞及肌细胞破坏，血红蛋白和肌红蛋白释放，血红蛋白和肌红蛋白通过肾脏排出，患者可能出现尿色加深甚至酱油样改变。

（3）口渴：是烧伤休克较早的表现，与细胞内、外渗透压改变及血容量不足有关，同时也受下丘脑－垂体－肾上腺皮质系统的控制。口渴严重程度可以反映休克严重程度，口渴的缓解可作为休克是否纠正的重要参考指标之一。

（4）烦躁不安：严重烧伤休克可致脑灌流不足和脑缺氧，导致患者出现精神和意识改变，最常见的表现为烦躁不安。脑缺氧严重时，患者可出现谵妄、躁狂、意识障碍等表现，甚至出现昏迷。精神症状的改善可作为休克充分纠正的重要参考指标。但需要注意的是烧伤后的疼痛、严重感染以及燃爆导致的颅脑损伤都可出现精神症状。肺爆震伤导致的呼吸衰竭和呼吸困难也可表现为严重躁动，应注意鉴别。部分颅脑损伤患者在早期躁动后可能出现昏迷症状，表现较为"安静"，若观察不够仔细，容易误认为休克纠正后症状好转。

（5）胃肠道症状：休克时患者胃肠道血流量减少，肠道水肿，加之部分患者有脑缺氧和脑水肿，临床上可出现恶心、呕吐等胃肠道症状。呕吐物一般为胃内容物。若有咖啡色或血色呕吐物，应考虑大面积烧伤后应急性溃疡。呕吐量过大时，应考虑急性胃扩张或麻痹性肠梗阻。若为喷射性呕吐，应考虑燃爆伤导致的颅内损伤。

（6）末梢循环不良：烧伤早期常可见到皮肤发白，肢体发凉，有时末端轻度发绀，表浅静脉充盈不良，按压指甲床及皮肤毛细血管使之发白后，恢复正常血色的时间延长。

（7）血压和脉压的变化：烧伤早期血管收缩，周围阻力增加，血压往往升高，尤其是舒张压，故脉压差变小。之后因代偿不全，毛细血管床扩大，血液淤滞，有效循环血量减少，而血压开始下降。部分严重患者甚至可能出现血压无法测出的情况，提示休克严重。

（8）中心静脉压的变化：中心静脉压（CVP）监测技术现在已经得到较为普遍的应用。在严重休克患者，CVP 水平往往明显下降，休克纠正后会逐渐回升至正常水平。需要指出的是，大面积烧伤患者尤其是特大面积烧伤患者，往往有严重的全身肿胀，其腹腔压力较高，在补液量过大时甚至可能出现腹腔间隙综合征。腹腔压力的增高会压迫患者下腔静脉，影响心脏血流动力学指标。一些危重烧伤患者休克期复苏液体总量已经远远超过实际需求，但患者 CVP 水平可能依然低于正常值。因此，对于大面积烧伤患者，不宜简单地以CVP 水平作为休克复苏的判断指标，应该综合患者的脉搏、血压、神志、尿量等因素综合分析判断。

（9）化验检查：烧伤休克期的化验改变主要反映在下述三个方面：①血容量不足，血液浓缩表现：血常规检查示红细胞计数增多，血红蛋白量及血细胞比容皆增高。②组织灌流不足及组织缺氧的表现：表现为尿比重增高，乳酸水平增高，代谢性酸中毒，动脉氧分压降低，二氧化碳分压正常或降低，动脉血 pH 正常或降低，静脉血二氧化碳结合力降低，血中缓冲碱及剩余碱减少。③内脏器官功能障碍的反映，因内脏器官衰竭的程度而异。

3 爆震伤合并烧伤的休克防治原则基本同一般休克治疗

爆震伤合并烧伤的休克防治原则基本上同一般休克治疗。补液疗法为当前防治休克的主要措施。输液治疗的主要目的是补充血容量不足和纠正电解质紊乱。扶持机体的代偿能力使之战胜休克。在实施输液治疗时，输进去的液体不能过多，也不能过少。过多则造成组织细胞肿胀，增加机体负担，增加感染机会，甚至造成肺水肿、脑水肿；过少则达不到抗休克的目的，导致微循环衰竭，甚至出现急性肾衰竭。因此，需要正确掌握输液治疗，力求平稳过渡休克，同时扶持机体抵抗力，为伤员以后的治疗打下良好的基础。

输液计算法的常用公式如下。

(1) 全国公式（1970 年全国烧伤会议推荐）：烧伤后第 1 个 24 小时输液量，为每 1% 烧伤面积（Ⅱ度、Ⅲ度），每公斤体重给予胶体和电解质溶液 1.5ml，另加水份 2000ml。胶体和电解质溶液的比例，一般为 0.5 ：1.0（2 ：1），伤情严重者为 0.75 ：0.75（1 ：1）。输液速度为 1/2 的液量在伤后第 1 个 8 小时内输入，另 1/2 在伤后 16 小时中均匀输入。烧伤后第 2 个 24 小时，电解质溶液和胶体液为第 1 个 24 小时的一半，水分仍为 2000ml。

胶体液系指血浆、全血、右旋糖酐、代血浆等，后两者的用量不超过 1500ml 为限制。电解质溶液包括平衡盐溶液、等渗盐水、等渗碱性溶液（1.25% 碳酸氢钠液，1.86% 乳酸钠溶液），如有严重血红蛋白尿时，增加碱性溶液输入量，以碱化尿液，以利血红蛋白和肌红蛋白排出。水分系指 5% 或 10% 葡萄糖溶液。一般每日为 2000ml。如因暴露疗法、悬浮床应用、室内温度高或炎热季节，则需增加水分输入量，补充经皮肤、呼吸、气管切开的不显性失水，以维持尿量 1ml/（kg·h）。

举例：烧伤面积 50%（Ⅱ度 + Ⅲ度）。体重 60kg，第 1 个 24 小时输入量：

电解质溶液：$50 \times 60 \times 1.0 = 3000ml$

胶体液：$50 \times 60 \times 0.5 = 1500ml$

基础水分：2000ml

输入总量：6500ml

伤后 8 小时输入电解质溶液、胶体液、水分均为第 1 个 24 小时的一半，共 3250ml，以后 16 小时亦输入剩下的 3250ml。第 2 个 24 小时输入量：电解质溶液 1500ml、胶体液 750ml、水分 2000ml，共 4250ml。

（2）简化公式：系上述公式的基础上加以简化，计算较方便而省略体重，运用于青壮年。

第 1 个小时输入量 = 烧伤面积（Ⅱ度 + Ⅲ度）

$\times 100 + 2000$（ml）

总量中：电解质液（总量 -2000）$\times 2/3$

胶体液：（总量 -2000）$\times 1/3$

基础水分：2000ml

输液速度及尿量要求同前一公式。第 2 个小时电解质液及胶体液输入量为第一个小时实际输入量的一半，水分仍为 2000ml。

（3）小儿输液公式：烧伤后第 1 个 24 小时输液量，为每 1% 烧伤面积（Ⅱ度、Ⅲ度），每公斤体重给予胶体和电解质溶液 2ml；基础水分，婴儿 100～140ml/（kg·d），儿童以 70～100ml/（kg·d）较合适，维持尿量 1ml/kg 小时。

Ⅱ度烧伤面积成人 15%～20% 以下，小儿 5%～10% 以下，无严重恶心呕吐，能口服者可及早服用淡盐水类的烧伤饮料。婴幼儿可吃母乳，大部分不需静脉输液。但头面颈部组织较疏松，烧伤后水肿严重，尤其是小儿要警惕发生休克，当小儿头面颈部烧伤面积超过 5% 时，应予输液等抗休克处理，切勿麻痹大意。

烧伤总面积在 30% 以下者，以静脉输液加口服来补液，静脉输液中以电解质液为主，胶体液可用右旋糖酐、羟基淀粉溶液等。烧伤面积大，Ⅲ度烧伤多者，胶体液以血浆为主。

成批收容或在战时，如不能获得胶体液，可适当增加输注电解质溶液或平衡盐溶液，伤后第 1 个 24 小时，每 1% 烧伤面积，每公斤体重最多可输入 4ml 电解质溶液或平衡盐溶液。

4 燃爆伤休克输液的调节指标

按输液公式计算的液体量与成分，仅提供一个近似值，供实施输液时有所遵循，但实际执行中必须依据伤员病情特点、年龄、体质强弱、开始输液治疗的早晚等做适当的调整，达到下列临床监测指标：①尿量保持 > 1ml/ (kg·h)，70% 总体表面积 (total body surface area，TBSA) 以上烧伤患者，尿量应维持在 80 ~ 100ml/h；②脉搏 120 次 / 分以下；③血压：收缩压在 90mmHg 以上，脉压在 20mmHg 以上；④红细胞 5×10^{12} 个 /L 以下，血细胞比容 50% 以下；⑤血清钠不高于 160mmol/L；⑥患者安静，外周静脉充盈良好，毛细血管充盈反应良好，四肢温暖。

在肾功能正常时，尿量是一个很有价值的指标。每小时尿量符合要求，表示血容量接近正常。如果尿量少，血压、脉压正常，应先输入晶体液或水分；如尿少，血压低、脉压小，表示血容量不足或已有休克，应适当输入胶体液。

另外若患者皮肤情况允许，可以建立动静脉管道动态监测中心静脉压及心输出量等参数，调整输液计划。

5 燃爆伤休克延迟的复苏治疗

输液治疗是从烧伤时开始计算24小时的，不能及时开始休克期治疗的患者，治疗开始输液时的速度应快一些，但应观察尿量、脉搏、血压等临床指标，每小时调整输液量，尽可能按时完成输液计划，并纠正休克症状；第2个24小时输液量也要相应调整。必要时使用血管活性药物维持各系统血供。

（1）少尿与无尿：按前述方法进行输液治疗，在排除导尿管阻塞因素后确实是少尿与无尿时，首先应考虑血容量不足，可加快输液速度。一般在补足血容量后再给以利尿剂，大多数可以增加尿量。若仍然少尿或无尿而血压正常时，即诊断为急性肾衰竭。这时输液量应严格控制，同时进行急性肾衰竭的其他治疗。

（2）血红蛋白尿：大面积Ⅲ度烧伤，尤其是肌肉烧伤多者，由于红细胞被大量破坏，常导致血红蛋白尿或肌红蛋白尿。为防血红蛋白或肌红蛋白沉淀堵塞肾小管，输碱性溶液碱化尿液，使尿液 pH 偏离血红蛋白等电点，破坏血红蛋白的凝聚和沉淀并应用利尿剂，应适当增加输液量，使尿量增加，维持尿量在 80～100ml/h，使血红蛋白及时排出，对肾脏可起到保护作用。

（3）烦躁不安：往往是烧伤休克期血容量不足、中枢缺氧的表现。应加速输液，补足液量后仍不能改善，应注意吸氧，改善组织氧合。如果有呼吸道烧伤或面颈部烧伤后肿胀，有呼吸困难伴烦躁不安时，常为呼吸道梗阻的征象，必须迅速做气管切开，以防窒息。

6 爆震伤休克的血管活性药物的应用

爆震伤早期休克多为低血容量性休克，需在充分补液、扩容的基础上应用血管活性药物，选择须谨慎。有研究证实，血管活性药物有进一步加重器官灌注不足和缺氧的风险。临床通常仅对足够的液体复苏后仍存在低血压或者体液复苏条件不足时的严重低血压患者，才考虑应用血管活性药物。理想的血管活性药物应能迅速提高血压，改善心脑的血液灌注或增加肾脏和肠道等内脏器官的血流灌注，纠正组织缺氧，防止 MODS 的发生。多项指南推荐多巴胺和去甲肾上腺素作为休克治疗一线的血管活性药物。

（1）多巴胺：对低血容量休克中，充分扩容的前提下，如难以维持动脉血压，心率不快，应为首选药物。原有观点认为小剂量多巴胺对肾脏有保护作用，多巴胺药理作用复杂，对心血管的作用呈剂量依赖性。小剂量 $[3 \sim 5\,\mu g/(kg \cdot min)]$ 兴奋多巴胺受体，扩张肾血管，增加肾血流量，增加尿量；中等剂量 $[5 \sim 10\,\mu g/(kg \cdot min)]$ 主要兴奋 β 受体，正性肌力作用使心肌的收缩力加强及增加了心排血量，并收缩外周血管，从而既能维持血压水平，又能改善心脏功能；大剂量多巴胺 $[>10\,\mu g/(kg \cdot min)]$ 使用时，α_1 受体激动效应占主要地位，致体循环和内脏血管床动、静脉收缩，全身血管阻力增高，就会出现微循环障碍。因此，治疗心源性休克，多巴胺剂量不宜超过 $10\,\mu g/(kg \cdot min)$。单独应用小剂量多巴胺并不能维护肾脏功能，也不能降低病死率。多巴胺的利尿机制可能与抑制肾小管上皮细胞 $Na^+\text{-}K^+$ ATP 酶和醛固酮的释放有关，从而减少肾小管对钠的重吸收，使肾小管液中的钠离子浓度明显增加，减少水的重吸收，从而产生利尿和促进钠排泄作用。小剂量多巴胺可能导致肾血流重新分布，增加肾皮质和内髓血流，而减少外髓血流。这对急性肾衰竭可能是有害的，因为外髓层是代谢活跃区，血流减少容易引起缺血。因此，对血管活性药物需在充分扩容、疏通微循环的前提下，谨慎使用。

（2）去甲肾上腺素：具有肾上腺素 α 受体强烈激动作用，引起血管极度收缩，血压升高，冠状动脉血流增加；同时也激动 β 受体，使心肌收缩加强，心排血量增加。小剂量每分钟 0.4 μg/kg 时，以 β 受体激动为主；用较大剂量时，以 α 受体激动为主。一般采用静脉滴注（外渗易发生局部组织坏死），静脉给药后起效迅速，停止滴注后作用时效维持 1～2 分钟。是感染中毒性休克患者在充分补液后，休克难以纠正时的用药首选。在低血容量休克中，仅在休克难以纠正，以及患者心率较快的情况下单独或联合应用。

7 燃爆伤其他抗休克综合治疗

输液是防治烧伤低血容量休克的有效措施，但同时还应重视其他抗休克综合措施，如充分的止痛（可用哌替啶 50 ～ 100 毫克，或哌替啶 50 毫克，每 4 ～ 6 小时肌内或静脉滴注 1 次），减少不必要的搬运，注意保暖，必要时间歇给氧，预防感染等，这样才能更好地发挥输液的抗休克效果。

参考文献

1. 黎鳌．烧伤治疗学．北京：人民卫生出版社，1995.

2.Endorf FW，Dries DJ.Burn resuscitation.Scandinavian Journal of Trauma Resuscitation & Emergency Medicine，2011，19（12）：1-6.

3.Sánchez M，García-De-Lorenzo A，Herrero E，et al.A protocol for resuscitation of severe burn patients guided by transpulmonary thermodilution and lactate levels：A 3-year prospective cohort study. Critical Care，2013，17（4）：1-8.

（宁方刚　赵筱卓整理）

爆震伤的诊治

8 肺爆震伤概述

肺部是冲击波致伤的靶器官之一，冲击波作用后致肺泡毛细血管破裂引起的肺出血是其主要病变。低氧血症为肺冲击伤的主要病理生理改变，通气与血流比例失调是低氧血症的主要原因。肺部爆震伤、吸入性损伤及急性全身炎症介质释放这三方面因素，可使敏感而脆弱的肺组织更容易受到损伤，伤后患者会迅速出现呼吸困难、间质性肺水肿和低氧血症等。

由于高压锅炉、化学药品或瓦斯爆炸，以及在战时由于烈性炸药或核物质造成的燃爆，都会在瞬间释放出巨大的能量，使爆心处的压力和温度急剧增高，并迅速向四周传播，从而形成一种超声速的高压波，即冲击波。这种冲击波引起以爆点为中心的"超压－负压－超压－负压"的空气波动，并向远处迅速传导。经过人体并作用于人体时，可造成体内含气的组织与外界空气一样，产生剧烈的波动和内爆效应，引起一系列损伤，其中肺组织是最重要的靶器官。

燃爆所致的冲击波对呼吸系统的致伤过程分为三个层次：首先，外界气压的剧烈波动会造成胸廓急剧的压缩和扩张，瞬间改变心脏、肺脏血管内的血容量，造成血流动力学的不稳定和血压的剧烈波动。其次，肺泡内的气体在"超压－负压"的空气波传导中产生波动和内爆效应，造成肺泡的局部振动，肺组织本身的呼吸运动和肺泡组织的振动叠加时，会出现各个部分肺泡的运动不一致，从而出现肺泡的牵拉和撕扯，可造成肺泡的破裂和通透性改变。最后，燃爆导致空气的成分和温度发生改变，随呼吸进入肺组织内后，可出现以高温热空气或以烟尘、毒物为主的吸入性损伤。

呼吸系统燃爆伤在伤后不同的阶段可出现不同的

病理改变和临床表现，自然需要不同的预防和应对措施。由于燃爆冲击波传播的范围非常广，远离爆点的人员也可能出现肺爆震伤，所以燃爆事故后出现肺爆震伤的患者非常多。早期出现症状的患者肺损伤都非常严重，救治成功率很低；早期没有明显症状的患者可能会在亚急性期或远期出现肺部病理改变和肺功能降低，影响患者的生活质量。所以充分了解肺燃爆伤各个阶段的病理变化、可能出现的临床表现、处理措施和远期转归是非常重要的。

9 肺爆震伤伤后急性期需紧急抢救的情况

伤后急性期通常指燃爆后瞬间至伤后 6 小时内，据燃爆点较近的患者可能会出现非常严重的复合伤。着眼于呼吸系统，急性期需要紧急抢救的情况包括空气栓塞、肺出血以及（血）气胸。

（1）空气栓塞：在燃爆的瞬间，空气冲击波经过人体时，可能会引起循环血液中出现气泡，造成冠状动脉或中枢神经系统动脉栓塞，造成患者当场死亡。由于患者死亡后血流淤滞，除非早期尸检，空气栓塞往往难以诊断。

空气栓塞的原因可能来自于三方面：首先，当空气冲击波经过人体时，肺组织内的气体发生共振和自爆，部分空气可能经过肺泡静脉瘘、支气管静脉瘘等进入循环血液；其次，巨大的气压改变造成血管内压力的巨大波动，从而短时间内改变了血液中气体的溶解度，造成部分气体的解离和析出；此外，部分肺泡破裂可能造成小血管断端暴露，随着呼吸运动的过程，肺内气相和液相的成分在暴露的血管断端反复运动，造成肺出血的同时，还可能使部分气体进入循环系统。

空气栓塞的结果就是患者迅速死亡，但患者全身的复合伤难以解释如此迅速的死亡，故尸检时应考虑空气栓塞的可能性。

（2）肺出血：燃爆伤后早期造成的肺出血非常常见，出血来源多认为是肺内的小血管。通常认为，燃爆造成的冲击波可导致肺泡腔、气道与肺泡毛细血管、肺内小静脉间的交通关系损伤破裂，出现血管断端，而冲击波造成的胸廓震动以及伤后呼吸运动时肺内气相和液相间的压力胶体变化，对损伤的血管产生"气压泵"的效应，使血管出血持续且难以停止。

肺出血的范围及程度随伤情不同变化很大。轻者可见肺表面有针尖大小的散在或成簇的出血点或脏层胸膜下浅表的斑块状出血；稍重者可见累及肺实质深层的较大片状出血，常可见肺部冲击伤所特有的肋面平行出血条纹；重者可见累及数叶或全肺的出血，肺组织呈暗红色，外观饱满、坚实，状如肝脏。偶可见脏层胸膜下血肿形成及肺实质内血肿。有时肺表面可无明显出血，但切面见深部沿支气管走行有明显出血。支气管腔内常可见有血性泡沫液，可溢至气管内。肺肋面的平行出血条纹，曾被认为发生在相应于肋骨的肺组织而被称为肋骨压痕，但后来的动物实验显示：将家兔肋骨截除一段后致伤，兔肺表面出血条纹呈工字形，证实了肺表面平行出血条纹其实是肋间压痕，而不是肋骨压痕。可能的原因或许是肋间组织缺乏肋骨保护，在冲击波作用下运动幅度更大，相应部位肺组织的牵拉和撕扯幅度也更大，损伤更为严重。

镜下观察：出血多为肺泡性，间质出血较少见，实变区大量红细胞填满了肺泡及肺泡管，终末支气管内也可见大量红细胞，肺内支气管腔内可见散在红细胞。透射电镜及扫描电镜观察也可见肺泡内红细胞水肿液，有时可见有中性粒细胞、单核细胞、脱落的Ⅱ型上皮细胞及纤维蛋白渗出物。表面活性物质呈星网格状或团块状堆积；Ⅰ型肺泡上皮细胞多数正常，也可见肿胀或空泡化，严重者出现破碎断离；Ⅱ型肺泡上皮常见板层体排空、减少，少数Ⅱ型细胞有变性。

通常，肺出血尽管散在，但其分布仍具有一定规律。朝向爆心侧的肺出血发生率较对侧肺高且更严重。这可能是朝向爆心侧肺受到更强冲击波（包括动压）作用的缘故。两肺下叶较其他肺叶的出血要重。受到较缓慢上升的冲击波作用时，出血仅限于肋膈角处肺组织，这可能是由于冲击波作用时，腹部脏器及膈肌上顶，胸壁向内运动，挤压肋膈角处肺组织所致。多数研究认为，与密度较高的结构（如心、肋骨、脊柱等）相邻的肺组织较易发生出血。

肺出血的临床表现比较多样化，严重的肺出血可导致咯血、呼吸困难、血压下降等情况，短时间内可能会出现气道梗阻和低血容量性休克，没有及时、迅速、有效的抢救措施时，患者会迅速死亡。若肺出血仅累及单个肺叶，出血量有限时，患者不一定出现咯血的症状，但不可避免地会出现呼吸急促、呼吸困难、胸闷、胸痛等症状。

肺出血的抢救措施应将保持气道通畅作为首要任务，必要时可行气管插管或气管切开。若清除气道内积血之后，仍持续咯血，说明可能有进行性出血，应迅速应用止血药物，条件允许时，应尽快行肺CT检查，判断出血的位置、范围和程度。在积极补充血容量，纠正休克的同时，应用药物止血措施，必要时可考虑纤维支气管镜下止血或外科肺叶切除术。

（3）（血）气胸：燃爆瞬间导致的冲击波作用于肺组织时，可出现肺泡破裂。当脏层胸膜被撕扯破裂时，肺泡腔与胸膜腔相通，肺内气体（和血液）随着呼吸运动进入胸膜腔，造成（血）气胸。

小量的（血）气胸可无明显症状。其中轻微者如单纯性小量闭合性气胸肺萎陷在20%～25%者，可观察待其自行吸收。大量出血或高压积气的严重（血）气胸是胸部创伤死亡的主要原因之一，必须紧急处理。急性（血）气胸与其他类型严重的胸部伤一样，在诊断和治疗上必须同时进行。及时给予有效的治疗，这样可使患者转危为安，否则可因未及时抢救而死亡。

急性（血）气胸的早期处理原则包括三方面：①急

救处理：纠正休克，输血或其他补充血容量的方式。②手术治疗：可于局麻下行胸腔闭式引流术，严重的血气胸需行急诊开胸手术。③预防感染：主要包括清创、引流和抗生素的应用等。

及早进行胸腔闭式引流是治疗（血）气胸简单有效的重要措施，而且绝大多数病例可用胸腔闭式引流等非开胸手术治愈。急性（血）气胸早期行闭式引流的优点在于：能很快解除（血）气胸对肺及纵隔的压迫，改善呼吸、循环功能；能预防或减少脓胸及凝固性血胸的发生率；通过引流观察血量多少可确定有无活动性出血和是否需要急诊开胸探查手术。

开胸手术处理的指征：胸腔活动性出血，血压下降者；张力性气胸与支气管断裂者；引流瓶中持续大量溢气，肺仍不复张者；大咳血不止者；有心脏大血管损伤者；膈肌破裂、食管破裂等；大的开放性胸壁伤的闭合修补者；血胸的早期清除，有大量血胸，但引流不畅，疑有胸内血凝块者；抗休克效果不佳者应开胸处理。

10 肺爆震伤后亚急性期需密切监护的情况

伤后亚急性期通常指伤后 6 小时至伤后 6 周。这段时间内燃爆所致的早期致命肺损伤已经控制，但肺内会出现一系列序贯发生的、相互叠加的病理生理改变，影响正常的肺通气和换气功能，需要密切监护、妥善处理。此期的处理是否得当关系到患者的生存率和远期的生活质量。在肺爆震伤后的相当长时间里，呼吸系统的主要症状包括：肺水肿、急性呼吸窘迫综合征（acute respiratory distress syndrome，ARDS）和肺部感染。

（1）肺水肿：一般来说，燃爆伤后瞬间，肺水肿和肺出血会同时出现。之所以将肺水肿放入亚急性期病理变化讲述，是考虑其早期危险性远不及肺出血。但是肺水肿是伤后瞬间开始出现，是伤后肺功能恢复的相当长时间内的主要病理变化，并以此为基础，是继发ARDS、肺部感染、心功能不全等相当棘手的问题。

肺水肿早期（2～3 小时内）一般见于肺出血区的周围，是由于出血区血液逐层溢漏，导致周围组织中富含含有红细胞的血浆样液体，而此时的非出血区的肺血管通透性并无明显变化。大体标本可见片状出血区，周围有境界较清楚的浅红色水肿区，压之不褪色，外观膨满、湿润而有光泽，切面上流出浅红色泡沫样液体，均质红染的水肿液混有大量红细胞。镜下见肺泡毛细血管充血，肺泡腔内有较多的淡红色水肿液和一些红细胞，有的肺泡腔内可见有透明膜样结构衬于肺泡壁上。

伤后亚急性期肺水肿的主要原因是肺内血管壁通透性增加，肺水肿的范围也扩大至全肺，尤其是受重力影响，下肺或背侧肺叶水肿更加明显。但出血区周围的肺水肿则更加严重，这些部位由于血管破裂后出血造成局部静脉及淋巴回流障碍，局部组织缺氧并变性坏死，白细胞、血小板聚集并级联激活肺泡内巨噬细胞系统，导致自由基平衡系统被打破，同时产生组胺、多肽、补体等物质，损伤毛细血管内皮细胞及肺泡 I 型上皮细胞，使毛细血管通透性增高，血气屏障作用被破坏，局部含水量明显增加。肺含水量可以测定肺水肿的程度，动物实验显示，燃爆伤后肺组织的含水量逐渐升高，若合并体表烧伤则增加更为明显。肺水肿的加重、持续时间延长是预后不良的征兆。

轻度肺水肿时，患者常有咳嗽、胸闷，轻度呼吸浅速、急促。查体可闻及两肺哮鸣音。血气分析可见动脉血氧分压（PaO_2）和动脉血二氧化碳分压（$PaCO_2$）均轻度降低。肺水肿严重时，大量液体渗入肺泡，患者可表现为面色苍白、发绀、严重呼吸困难，咳大量白色或血性泡沫痰，两肺满布湿啰音。

肺水肿严重时，血气分析提示低氧血症加重，甚至出现 CO_2 潴留和混合性酸中毒。肺水肿的胸片表现为腺泡状致密阴影，呈不规则相互融合的模糊阴影，弥漫分布或局限于一侧或一叶，或从肺门两侧向外扩展逐渐变淡成典型的蝴蝶状阴影。有时可伴少量胸腔积液。但肺含水量增加 30% 以上才可出现上述表现。床边进行静脉 Swan-Ganz 导管检查测肺毛细血管楔嵌压（PCWP），可以明确肺毛细血管压增高的肺水肿，但 PCWP 高度不一定与肺水肿程度相吻合。

肺水肿的治疗要点即降低肺静脉压和维持足够的血气交换。早期注意限制性补液复苏，防止肺静脉压迅速升高；适当利尿，减少静脉系统压力；必要时给予强心治疗，防止出现心源性肺水肿；最后可进行机械通气，增加呼气末正压以改善氧合。

（2）ARDS：当局部肺水肿及炎症反应控制不良，全肺出现广泛水肿时，患者可出现 ARDS。主要临床表现包括：呼吸急促、口唇及指（趾）端发绀以及不能用常规氧疗方式缓解的呼吸窘迫（极度缺氧的表现），可伴有胸闷、咳嗽、血痰等症状。病情危重者可出现意识障碍甚至死亡。体格检查：呼吸急促，鼻翼扇动，三凹征；听诊双肺早期可无啰音，偶闻及哮鸣音，后期可闻及细湿啰音，卧位时背部明显。

ARDS 的及时诊断非常重要，目前国际上多采用"柏林定义"对 ARDS 做出诊断及严重程度分层：①起病时间：已知临床病因后 1 周之内或新发（或原有）呼吸症状加重。②胸部影像：即胸片或 CT 扫描，可见双侧阴影且不能完全用胸腔积液解释、肺叶（或全肺）萎陷、结节。③肺水肿：其原因不能通过心衰或水负荷增多来解释的呼吸衰竭，如果没有危险因素，就需要客观评估排除静水压水肿。④缺氧程度：轻度：200mmHg $<$ PaO_2/FiO_2 $\leqslant$ 300mmHg，PEEP 或 CPAP $\geqslant$ 5cmH$_2$O，轻度 ARDS 组中可能采用无创通气；中度：100mmHg $<$ PaO_2/FiO_2 $\leqslant$ 200mmHg，PEEP $\geqslant$ 5cmH$_2$O；重度：PaO_2/FiO_2 $\leqslant$ 100mmHg，PEEP $\geqslant$ 5cmH$_2$O。说明：如

果所在地区纬度高于 1000 米，应引入校正因子计算 [PaO_2/FiO_2（气压 /760）]（注：FiO_2：吸入氧浓度；PaO_2：动脉氧分压；PEEP：呼吸末正压；CPAP：持续气道正压）。

当燃爆伤后患者诊断 ARDS 后，提示预后明显不良，更需要积极的治疗和支持。ARDS 的治疗包括机械通气治疗与非机械通气治疗两大类。

机械通气是 ARDS 患者的主要治疗手段。轻型 ARDS 患者可先用无创通气，不能改善氧合时应积极进行有创通气，及依赖气管插管或气管切开导管进行通气。对于此类 ARDS 患者，应注意应用肺保护通气策略，具体可见"呼吸机治疗"相关章节。机械通气辅助治疗也非常重要，主要包括：肺水清除与液体管理、肺泡表面活性物质补充疗法、β 受体激动剂应用、他汀类药物应用、糖皮质激素应用、抗凝剂应用、抗氧化剂与酶抑制剂的应用、血液净化治疗、营养干预等；其他有效治疗方法仍在继续探索。

（3）肺部感染：爆震伤后极易并发肺部感染，伤后免疫力低下、肺分泌物淤积、全身性感染、气管切开及呼吸机辅助通气支持、肺水肿等都是爆震伤后肺部感染的促进因素。

患者肺部感染的征象一般是体温升高，最高可达39℃以上，同时伴有咳嗽、咳痰，早期为刺激性干咳，继而咳出白色黏液痰、带血丝痰或脓性痰。患者还可出现呼吸困难、低氧血症加重的情况。

诊断包括以下方面：①体征：肺部听诊可及湿啰音；痰量增加，可为脓性痰；呼吸增快、急促，呼吸困难。因爆震伤患者烧伤创面未愈时体温往往升高，因此，发热不能作为肺部感染的特异体征。但在既往基础上的体温升高，应警惕肺部出现感染灶。②辅助检查：血常规可见白细胞升高或降低；同时 C 反应蛋白（C-reaction protein，CRP）、红细胞沉降率（erythrocyte sedimentation rate，ESR）和降钙素原（procalcitonin，PCT）等炎性指标也会明显升高。胸部 X 线检查可见肺部浸润影，可以观察肺部感染的部位和范围，以及治疗的效果。需注意与既往胸片相比对。X 线胸片检查不能确诊的患者，可进行 CT、MRI 检查，以明确诊断。需及时留取深部痰培养，痰培养需要多次反复留取以排除假阴性或杂菌污染。必要时可行血培养。在诊断的同时为选择抗生素提供依据。

肺爆震伤的患者几乎不可避免地均会出现肺部感染，此类患者的肺部感染一般是细菌感染。早期应用广谱抗感染药物能有效减少肺内细菌繁殖和侵袭。为明确感染细菌，应定期做呼吸道内分泌物培养，最好做支气管肺灌洗液培养，以防止污染。待细菌培养结果回报，用药方面应及时调整为窄谱对症的抗生素，防止出现耐药菌和真菌感染。

治疗：氧疗、呼吸道湿化、呼吸道分泌物清除。敏感抗生素治疗应持续至肺炎控制后 2 周。

11 爆震所致胸部外伤的诊治要点

爆震发生后，冲击波可直接作用于胸腔并裹挟砂石碎片等击打胸部，导致胸部外伤，如肋骨骨折、气胸、血胸、血气胸等。

（1）诊断：①病史、体格检查：询问受伤机制，受伤体位，临床症状，是否有胸痛、呼吸困难等症状发生。体格检查包括迅速评估生命体征、是否存在休克症状，确定创面部位、呼吸音情况、是否有胸壁压痛、胸壁软化、反常活动等，及时诊断出张力性气胸、胸腔内活动性出血、连枷胸等危及生命的情况，并应用相关治疗以挽救生命。②辅助检查：包括胸部 X 线检查；B 超检查；条件允许可酌情行胸部 CT 检查。其中血气分析检查是判断伤情的重要措施。

（2）治疗：静脉补液；止痛；抗感染；吸氧、插管等方式保持呼吸道通畅；骨折肋骨固定保持胸廓和呼吸运动完整，及时予胸腔闭式引流处理气胸。如有难以控制的活动性出血应及时行开胸手术治疗。

12 爆震所致胸腔积液的诊治要点

正常情况下，由于胸膜腔内存在压力梯度，液体是从壁层和脏层胸膜的体循环血管通过有渗漏性的胸膜进入胸膜腔，然后通过壁层胸膜的淋巴管微孔经淋巴管回吸收。两者处于动态平衡，任何原因引起的胸膜毛细血管静水压增高和血浆胶体渗透压降低、胸膜通透性增加均可形成胸腔积液。爆震伤往往为烧伤合并全身多脏器损伤，休克期全身创面大量体液、蛋白丢失，胸膜毛细血管通透性升高。另一方面冲击波产生的正压波以及随后的负压波也会对胸膜组织产生双重损伤，增强胸膜通透性，导致爆震伤后胸腔积液的发生。

（1）诊断：①临床表现：无法解释的胸闷、呼吸困难、不能平卧、全身水肿消退延迟。体格检查可见气管向健侧移位，患侧胸廓饱满，肋间隙增宽，局部叩诊呈浊音，听诊呼吸音减弱或消失。②辅助检查：胸部X线片（立位）显示中下肺野上缘呈外高内低下凹弧形的密度均匀阴影。B超或胸部X线片对胸腔积液有确诊意义。化验可提示低氧血症、稀释性低钠血症等。可行诊断性胸腔穿刺。

（2）治疗：胸腔穿刺、胸腔积液引流。穿刺抽液的同时辅以利尿脱水，有助胸腔积液的吸收；补充血浆、白蛋白等，提高血浆渗透压。

13 爆震所致腹部脏器损伤一旦诊断明确，必要时应剖腹探查手术治疗

冲击波易造成疏松与致密组织间隙的损伤，在腹部通常为闭合性损伤，体表损伤表现相对轻，内脏损伤较重，但也有爆炸砂石碎片穿透体壁损伤脏器的情况。空腔脏器（如胃、十二指肠、空回肠、结肠等）破裂主要以腹膜炎、感染中毒性休克为主要表现。实质性脏器（如肝、脾、肾）破裂主要以失血性休克为主要表现。如怀疑腹部脏器损伤，需及时完善腹部B超、

诊断性腹腔穿刺、腹部 CT 等检查。一旦诊断明确，需急予剖腹探查手术治疗。尤其应注意脾脏有迟发性破裂的可能，对爆震伤患者应仔细询问病史、全面查体，避免漏诊。

14 爆震伤颅脑相关并发症的诊治要点

爆炸中产生的冲击波可通过颅骨作用于柔软的脑组织，造成脑挫伤、颅内出血、脑水肿等。伤后如有心跳呼吸停止、输液过量等情况，可造成创伤性脑水肿，而广泛脑水肿可引起颅压增高。

（1）诊断：①临床表现：颅压增高和脑疝的表现，头痛、恶心呕吐、视乳头水肿、视力障碍，严重可有呼吸、神志变化和精神症状。小儿可有高热和抽搐。严重的颅压增高可致脑疝。②辅助检查：直接测量颅压，但爆震伤患者因有创面，需要择适应证慎重进行。患者条件允许可行头部 CT 或头部 MRI 检查。化验检查注意有无低血钠、低血氧、低血浆蛋白、酸中毒等。

（2）治疗原则：①去除病因：注意及时纠正休克、酸中毒、水电解质紊乱，防治感染，防止补水过多，有头部深度烧伤或外伤者、儿童应该尤其注意。合并颅脑损伤的爆震伤患者抗休克补液要注意精准，避免补液过多加重脑水肿，在保证循环稳定的前提下尽可能控制补液量，必要时可以采用边补边脱的办法来保证尿量、保护肾功能，同时降低颅压，防止脑疝的发生。维持良好的呼吸功能纠正缺氧。②脱水治疗：为避免二次颅内出血，需排除颅内血肿后方可进行。常用甘露醇等溶质性利尿剂，必要时可 6 小时使用 1 次，脱水时注意密切检查肾功能。③防治高热：减轻继发性脑损害程度。亚低温治疗，同时给予肌松剂、冬眠合剂和呼吸机维持呼吸，颅压降至正常后 24 小时停止亚低温治疗。④其他：给予激素和改善脑细胞功能的药物。颅内出血符合手术指征的需行手术引流减压治疗。

15 爆震伤后急性肾衰竭的诊治要点

急性肾衰竭（acute renal failure，ARF）是指肾小球滤过率突然或持续下降，引起氮质废物体内潴留，水、电解质和酸碱平衡紊乱，导致各系统并发症的临床综合征。爆震患者通常合并烧伤创面，皮肤黏膜屏障缺失，易发生侵袭性感染，导致败血症发生，急性肾衰竭一般紧随其后发生。具体机制与伤后休克血容量下降、肾血管收缩、应激相关的激素和炎症介质、感染、弥散性血管内凝血、肾毒性物质（烧伤毒素、医源性或爆炸产生的化学物质）等因素相关。

（1）诊断：①采集病史注意有无休克、全身感染、爆炸现场有无有毒气体粉尘、大手术、肌肉组织广泛坏死、溶血、药物中毒、过敏等。②生命体征、化验：血压、脉搏、少尿（尿量≤400ml/24h）或无尿（尿量≤100ml/24h）是诊断急性肾衰竭的重要线索。患者表现为等渗尿，尿/血肌酐比<10∶1，尿/血尿素氮比值<1.1∶1，内生肌酐清除率<5ml/min，尿比重低且固定，对利尿剂无反应，尿常规可见管型，常有酸中毒。可采用利尿实验与肾前性肾衰竭相鉴别。

（2）治疗原则：①纠正血容量不足，改善肾灌注，控制感染。②避免使用肾毒性物质，对于烧伤后由于肌红蛋白尿（或血红蛋白尿）引起的肾损伤，注意补充血容量、碱化尿液，间断应用甘露醇和碳酸氢钠。③防治急性肾衰竭的药物，肾缺血早期应用甘露醇、呋塞米等，改善肾脏灌注。④血液净化治疗，包括间歇血液透析和连续性血液净化，包括连续性动静脉血液滤过或连续性动静脉血液滤过透析。可以替代肾脏功能，排出体内代谢产物及多余的水分。但是对血流动力学不稳定、凝血功能障碍患者应谨慎选择。⑤维持体液及电解质、酸碱平衡。

16 爆震伤后心功能不全的诊治要点

爆炸发生后，超压作用于人的体表后，可使人的腹内压力增大，使其下腔静脉血液迅速进入心肺循环，引发一系列血流动力学的剧烈改变，从而造成心、肺及血管的损伤。包括冲击波对心脏的直接损伤，由原发的冲击效应所致，严重冲击伤现场死亡和早期死亡的，病理改变为原发性心肌断裂，断裂处无明显心肌坏死现象；间接的继发于休克和感染产生心肌损伤，伤后3天后死亡的，病理提示心肌变性坏死明显，病变的心肌纤维中出现少数断裂，属继发性断裂。就心脏病变表现而言，两者均主要引起心肌的退行性变和间质的循环障碍。爆震伤多见心壁出血，并有随伤情严重而加重的趋向，常出现于左心室。

早期心血管症状无特异性，部分患者由于容量不足会出现低血压，因心肌原发性损伤，伤后1～2天查心肌酶有可能升高。

（1）诊断标准：①病史：严重烧伤休克、严重感染、补液速度、出入量，有无严重吸入性损伤和烧伤呼吸衰竭，既往是否有基础心脏疾病。②体格检查：血压、血氧饱和度、心率、心音、心界，呼吸音等心脏相关体征。③化验检查：心电图（十二导联、下壁导联）、超声心动图、Holter检查、血常规、肝肾功能、血气分析、心肌酶（肌钙蛋白、同工酶）、脑钠肽等，并根据临床症状和检查结果区分心律失常或心功能衰竭类型。④由于爆震伤患者病情复杂，胸部如有创面易影响胸部检查的准确性，心功能损伤常与烧伤本身、休克及感染相关，且临床表现混同，因此对严重烧伤患者，特别在休克时，应加强对心脏的监护，以免漏诊或误诊。

（2）治疗原则：①去除病因：伤后在及时补液抗休克的同时，要注意防止过多过快输液及解除心脏压迫和处理胸部外伤，慎用血管收缩药物，注意防治感染和心律失常。②一般处理：明确诊断后给予适当的镇痛和镇静剂、吸氧，纠正贫血、低蛋白血症，防止液体过多、负荷过重，有心源性哮喘时，给予氨茶碱、地塞米松等解除支气管痉挛。③减轻心脏前后负荷：控制输液量及输液速度，适当利尿，应用血管活性药物。④维持心肌收缩力：洋地黄类药物，毛花苷丙、毒毛花苷K，应用时注意维持电解质平衡。血管活性药物包括多巴酚丁胺、多巴胺等。⑤改善心肌缺血及心肌能量代谢：ATP、辅酶A、肌苷、细胞色素C、维生素C等。⑥纠正心律失常：胺碘酮。

17 爆震伤后应激性溃疡的诊治要点

爆震伤往往合并体表烧伤及内脏多发创伤，在严重创伤、感染、休克等应激情况下可继发胃肠黏膜缺血、水肿、糜烂、溃疡、出血，这些是胃肠功能障碍的一种表现，也就是爆震伤后应激性溃疡。其主要临床表现为腹痛、腹胀、消化道出血，不仅仅发生于胃和十二指肠，食管、小肠处都可能发生，最早可发生于伤后48小时以内。

（1）病理机制：①胃黏膜缺血、缺氧；②黏膜屏障受损；③胃酸分泌改变；④前列腺素水平改变。

（2）诊断标准：①临床表现：出现上腹不适、腹胀、上腹疼痛、胃液呈咖啡色、黑便、呕血、血便等。②体格检查：可见腹部压痛、腹膜刺激征、腹腔积液等。若有难以解释的休克、血红蛋白下降，应警惕消化道活动性出血的可能。③化验检查：应行必要的血常规、尿常规检查，如怀疑溃疡穿孔，条件允许者可行立位腹部 X 线平片、腹部 CT 检查。④纤维胃镜检查：纤维胃镜检查多能确诊本病，但并发心肺功能不全已置气管插管者及难以耐受脱氧者应谨慎应用。

（3）治疗原则：①预防，及时有效防治休克，早期给予胃肠道喂养，补充谷氨酰胺制剂，预防性应用 H2 受体拮抗剂等抑酸剂。②放置胃管引流和冲洗，如有消化道出血量较多时，可采用等渗盐水、凝血酶、去甲肾上腺素等局部灌注。难以控制时可采用三腔二囊管压迫止血。③药物治疗，全身应用抑酸剂（西咪替丁、雷尼替丁、法莫替丁）、质子泵抑制剂奥美拉唑镁肠溶片、生长抑素、前列腺素等综合治疗。④胃镜检查及治疗，当出血明显，初步治疗效果不明显时，可考虑应用胃镜检查，并对病变进行电凝或激光凝固止血治疗。⑤保守治疗效果不佳可以考虑手术治疗。

18 爆震伤后凝血功能障碍的诊治要点

爆震伤包括体表软组织损伤及多脏器、多系统的损伤。在此种严重创伤中，血液凝集障碍是导致多器官衰竭的重要病理转变。爆震伤后，创面、肢体大血管、实质脏器、肺、消化道损伤，存在出血或出血倾向；烧伤毒素入血，伤后免疫功能异常，内源性及外源性凝血因子激发凝血瀑布导致高凝倾向；感染、高代谢状态、休克、多种药物使用导致骨髓移植等都会引起血液系统成分破坏、血液功能的异常，严重的可导致弥散性血管内凝血（disseminated or diffuse intravascular coagulation，DIC）的发生。

（1）贫血

①病因：爆震伤致组织损伤直接失血、后期创面持续渗血；消化道出血；烧伤区域热力损伤导致红细胞裂解溶血；烧伤休克后毛细血管栓塞，红细胞丢失；系统感染、高代谢状态导致红细胞破坏增加；补液、输注血浆较多引起获得性溶血；烧伤后及药物使用导致造血功能抑制。

②诊断：在我国海平面地区，成年男性血红蛋白

（Hb）＜ 120g/L，成年女性（非妊娠）Hb ＜ 110g/L，孕妇 Hb ＜ 100g/L 可诊断贫血。临床表现有心率增快、黏膜苍白、气急等。

③化验检查：血常规、血清铁等化验参数。

④治疗：静脉补充铁剂；输血治疗。

⑤对症治疗：对活动性出血采取止血治疗。控制感染、精简药物、积极封闭创面。

（2）DIC

①病因：爆震伤后烧伤组织释放凝血致活因子入血；热力直接损伤血管内皮细胞，胶原暴露激活血管内凝血反应，并可引起血小板黏附、聚集。严重的应激状态引起微循环血管收缩，血流变慢，血液瘀滞，有助于 DIC 发生。烧伤后感染抑制巨噬细胞系统功能，破坏纤维蛋白形成及溶解平衡，这些都可启动凝血过程。

②预防：抗休克，避免休克发展至失代偿期，维持组织灌注；控制感染，通过有效的创面处理、合理抗生素治疗控制创面脓毒症及全身感染。

③诊断：DIC 通常分为三期，即高凝期、消耗性低凝期和继发性纤溶亢进期。临床主要表现为休克、栓塞、出血。化验检查同时有以下三项则为异常：血小板

低于 $100×10^9$ 个/L 或进行性下降。纤维蛋白原 L 呈进行性下降或＞4.0g/L。3P 试验阳性或 FDP＞20mg/L 或 D-二聚体水平升高（阳性）。凝血酶原时间缩短或延长 3 秒以上或呈动态性变化或 APTT 延长 10 秒以上。疑难或其他特殊患者，可考虑行抗凝血酶、因子Ⅷ：C 及凝血，纤溶、血小板活化分子标记物测定。

④治疗：去除病因；替代治疗（患者如有明显出血或消耗性低凝期和继发纤溶期，血小板数、纤维蛋白原及凝血因子水平均降低，应适当补充凝血因子，输注新鲜冰冻血浆等沉淀浓缩血小板悬液或新鲜全血或凝血酶原复合物。推荐剂量 8U 血小板浓缩物、8U 冷沉淀、2U 新鲜冰冻血浆、每 8 小时根据血小板数、纤维蛋白原、APTT、PT、输入的容量而调整替代治疗剂量）；肝素治疗（使用指征为持续出血、经替代治疗血小板和凝血因子不上升。证实有纤维蛋白的沉积，如皮肤坏死、暴发性紫癜、肢端缺血或静脉血栓栓塞。目前推荐的普通肝素计量为 5～10U/（kg·h）。出血倾向明显者可采用低分子量肝素 30～50AXaIU/kg，每 12 小时 1 次皮下注射；纤溶抑制物治疗（纤溶抑制物阻断 DIC 的代偿机制、妨碍组织灌注，阻止血块溶解的同时，

常带来肾损害，近年来不主张应用。在纤溶过盛及有危及生命的出血时，推荐量氨甲环酸100～200毫克/次，每日2～3次静脉输注。因氨甲环酸尿路中浓度高，易因血块形成梗阻尿路，故DIC伴有血尿或尿道手术后慎用。24小时临床不改善，不建议继续应用）。

参考文献

1.Kocsis JD，Tessler A.Pathology of blast-related brain injury. Journal of Rehabilitation Research& Development，2009，46（6）：667-672.

（赵筱卓　赵冉整理）

吸入性损伤

在燃爆伤中，除了爆震伤外，还存在吸入性损伤，依照目前国内通用诊断标准可将吸入性损伤分为轻、中、重三种类型。吸入性损伤是指由热力、烟雾或化学物质等引起的呼吸道甚至肺实质的损伤，既往称为呼吸道烧伤，是烧伤常见的危重急症，它能显著增加呼吸衰竭和急性呼吸窘迫综合征的发生。吸入性损伤常发生于密闭的空间，与年龄、总烧伤体表面积（total body surface area，TBSA）一并被认为是影响烧伤患者能否生存的三大因素。

19 吸入性损伤的流行病学分析

国外资料显示，吸入性损伤在住院患者中的发病率为20%～30%，而这些吸入性损伤患者的病死率却比未发生吸入性损伤的烧伤患者高出20%，肺炎的发生率高出40%。我国第三军医大学西南医院统计了20年间的10 608名住院烧伤患者的资料显示，吸入性损伤的发生率为8.01%，发生吸入性损伤的患者病死率为15.88%，而未发生吸入性损伤患者的病死率仅为0.82%。可见吸入性损伤增加了患者死亡的风险，而尽管它的发病率相对不高。

20 吸入性损伤中喉烧伤解读

在吸入性损伤诊断中，仅以烧伤范围划分伤情仍存在局限性，吸入性损伤后的上呼吸道梗阻发生率可达1/5～1/3，咽喉部是呼吸道最狭窄部位，此处最易发生梗阻。

北京积水潭医院自1993年起对喉烧伤进行了长达20年的不间断研究，对吸入性损伤患者喉部烧伤深度，采取标准化诊断并制订治疗方案，在镜下根据三个易导致喉梗阻的危险部位（声门裂狭窄、会厌肿胀、喉咽腔内壁的水泡）的变化，对喉烧伤的严重程度进行了分析，将喉烧伤分为三型，以指导临床治疗。这一研究制定了较完善的喉烧伤诊断分类标准和气管切开标准。根据这一标准行气管切开手术，既避免了喉梗阻风险，又避免了长期观察压力。统计数据显示，大约 2/3 的患者能在 6 小时以内进行气管切开手术，而 12 小时以内切开的患者达到 4/5，这大大降低了手术难度、风险和持续动态观察的压力。

喉烧伤诊断：根据纤维喉镜检查结果，将轻中度吸入性损伤患者根据喉烧伤程度分为三型：

（1）充血型（轻度）：患者表现为咽部轻度不适、咽痛。烧伤后 12 小时纤维喉镜检查见喉黏膜充血、轻度肿胀。伤后 24 小时喉黏膜轻度水肿、呈粉红色，偶有小水疱分布，喉运动良好。

（2）水肿型（中度）：患者表现为咽堵、音调有变化，吞咽不畅、呛咳。伤后 12 小时纤维喉镜检查见喉黏膜弥漫性充血或点状出血、黏膜水肿、有水疱发展，24 小时喉黏膜粉白或苍白色水肿，有大小不等水疱。喉黏膜下组织水肿。喉运动受限。

（3）阻塞型（重度）：患者临床表现憋气、音哑、呛咳、不能平卧、唾液多、呼吸急促、喉鸣。伤后12小时纤维喉镜检查可见喉黏膜苍白或黄白色、肿胀，有较多黏稠分泌物，可有炭末附着。此后黏膜及其下组织水肿迅速加重，偶见水疱，有较多分泌物或伪膜，喉咽组织僵硬、解剖标志不清，声门呈孔洞样。

21 吸入性损伤应立即明确诊断和吸入性损伤的治疗方案

（1）对所有吸入性损伤或怀疑吸入性损伤患者，立即行纤维喉镜检查和其他实验室检查，判断其严重程度，必要时以6～12小时为间隔进行连续动态观察。

（2）对重度吸入性损伤，立即行气管切开并给予呼吸道雾化，及时清理呼吸道分泌物，抗生素治疗，密切监护观察，必要时早期呼吸机支持治疗。

（3）对轻中度吸入性损伤患者，依照喉烧伤程度制订治疗方案。

① 充血性患者，主要是保护喉黏膜、缓解临床症状，促进喉烧伤恢复。必要时给予镇静、局部解痉，防止喉痉挛的发生。

②对于阻塞型（重度）喉烧伤，一经诊断，立即施行气管切开术，避免喉梗阻导致窒息死亡。同时给予呼吸道雾化吸入，定时清洁呼吸道等治疗措施，防止或减少合并症和后遗症的发生。

③水肿型（中度）喉烧伤，治疗目的为预防喉梗阻、延缓喉损伤的发展、促进喉烧伤的恢复和愈合。治疗方法采取保护喉黏膜、减少充血、减少渗出，减缓水肿、水疱的发展，减少喉梗阻发生的机会，必须连续纤维喉镜监测，一旦发现喉梗阻不可避免时，应准备行气管切开术。

（4）水肿型喉烧伤气管切开指征为：喉咽腔水疱超越声门边缘，覆盖声门超过 1/3；会厌活动受限，呼吸、发音时仍遮挡声门达 1/2；声带开合受限，呼吸时声带张开角度 < 15°（两声带延长线夹角）。具备以上任何一条均须行气管切开术。

22 吸入性损伤中烟雾的作用巨大

据国家统计局资料显示，2012 年全国共发生 152 157 起火灾，共造成 1028 人死亡，直接经济损失达 217 716.3 万元，撇开这些数据可以发现，火灾发生地点大多位于居民楼、商铺、工厂、仓库、旅店等。现代建筑虽然都是钢筋混凝土结构，但其中往往存在大量的有机或无机化学物质，在火灾发生的过程中，有毒或刺激性化学物质被合成和释放，例如丙烯酸类的纺织品在燃烧的过程中可以释放氯化氢和一氧化碳，木材在燃烧的过程中能释放大量的醛类、甲酸、乙酸、一氧化碳等有害物质。有学者认为，大多数烧伤患者的死亡并非因火焰的直接燃烧，而是氮氧化合物、氰化氢、氯化氢及其他碳氧化合物等化学物质的吸入导致的。因此，烟雾吸入更重要的是毒性物质的吸入，而非烟雾颗粒的吸入。由此，我们得知，烟雾存在以下特点：烟雾颗粒携带热量，造成呼吸道黏膜损伤；烟雾颗粒聚集形成对呼吸道的梗阻；烟雾颗粒在黏膜释放化学物质，造成呼吸道黏膜的刺激和腐蚀；毒性物质的吸入，对机体造成损害。

（1）烟雾中的一氧化碳：一氧化碳是一种无色、无味、无刺激性的气体，在燃烧不完全时产生，它一般出现在任何火场的烟雾中，是最常见的全身中毒性毒剂。它能与血红蛋白结合，产生碳氧血红蛋白，其结合力是氧和血红蛋白结合力的 200 倍，并能阻止氧和血红蛋白的结合，从而导致机体功能性贫血、缺氧，甚至窒息死亡。

一氧化碳中毒的治疗公认首选是高压氧。在海平面上室内呼吸空气时，碳氧血红蛋白的半衰期是 3～4 小时，若呼吸纯氧，则它的半衰期减少至 30～40 分钟，而 2～3 个大气压的高压氧治疗可将其半衰期减少至 20～25 分钟。

虽然高压氧治疗一氧化碳中毒疗效显著，但很多医疗机构缺乏高压氧治疗设备，而且即便能进行高压氧治疗，仍同时存在抗休克、处理多发伤等与其之间的矛盾。此外，高压氧治疗还存在氧中毒、肺组织气压伤、耳膜破裂及空气栓塞等风险。因此，对于一氧化碳中毒患者的治疗，应首先强调足够的通气及血流灌注，尽可能呼吸湿化纯氧，还要进行详细的神经系统检查，监测动脉血气，评估血氧交换能力、代谢状态和碳氧血红蛋白水平。更值得一提的是，机体碳氧血红蛋白水平与临床表现和病情转归无明显关联性。一氧化碳中毒还存在程度不等的后遗症或迟发型脑病的发生，包括认知、精神、行为、语音等方面的障碍，可能持续数周、数月，甚至数年，而目前尚缺乏行之有效的干预措施。

（2）肺实质损伤：大量研究显示，热空气进入呼吸道时，90% 的热能在上呼吸道释放，其机制目前尚不明确。因此，热力对下呼吸道甚至肺组织造成的伤害有限。而烟雾却能造成下呼吸道甚至肺实质损伤。烟雾中充满大小不等燃烧不完全的颗粒物质，颗粒能够吸附毒素，而毒素（如醛类、硫的氧化物和氮氧化物）能够破坏呼吸道的上皮细胞及毛细血管内皮细胞，损害黏膜纤毛的运动及细菌清除能力，形成假膜和局灶或片状坏死。并能导致机体促凝和抗纤维蛋白溶解失衡，肺泡内稳态失调，而肺实质则可能出现充血、水肿、空泡化、炎症细胞浸润，并能导致肺表面活性物质的丢失而导致肺顺应性下降、肺泡塌陷和肺不张，进而导致肺部感染、肺水肿的发生，严重者可在伤后 12 ～ 48 小时内出现呼吸衰竭。而颗粒造成的伤害取决于颗粒的大小，有文献报道，烟雾中 5 ～ 30 μm 之间的颗粒一般不能通过鼻咽部，1 ～ 5 μm 的颗粒能到达气管、细小支气管，而小于 1 μm 的颗粒能到达肺泡。

有学者认为肺损伤与肺组织血管内液体交换有关，而肺血管液体交换量与烟雾暴露的时间成正比，与吸入的一氧化碳含量无关。烟雾吸入后，气管内的中性粒细胞被大量激活，释放活性氧化酶和蛋白酶，从而损伤肺实质，而氧合指数和肺顺应性下降以及水肿加重反映的则是肺实质延迟性改变，这种延迟程度取决于呼吸道损伤的严重程度。

肺损伤一般出现在伤后第 1 个 24 小时，其临床表现包括气促、咳嗽、声嘶、喘鸣，肺部听诊可发现呼吸音减弱、哮鸣音、干湿性啰音等，而胸片在早期可能没有特征性表现。有学者建议，由于气道水肿和其他继发性损害多发生在烟雾吸入性损伤伤后 24～48 小时内，因此，纤维支气管镜等检查应在后的 48 小时内完成，以明确气道损伤情况并评估肺组织损害严重程度。

23 纤维支气管镜是吸入性损伤诊断"最直接的金标准"

在实际工作中，医生往往通过主观判断患者有无吸入性损伤，比如是否在密闭的空间烧伤；有无面颈部烧伤（尤其是口鼻周围的烧伤）；有无鼻毛烧焦、口唇肿胀、口鼻腔黏膜充血、水肿；有无咳嗽、咳痰、声嘶、咽喉肿痛、吞咽或呼吸困难等，但其早期临床表现往往不典型。其次，由于患者昏迷或合并其他复合伤，以及胸部查体、胸片、血气等辅助检查可能无法在早期发现吸入性损伤，更何况一些医疗机构缺乏专业的烧伤科医生及必要的检查手段，均给早期诊断吸入性损伤带来很大的困难。更有文献报道，没有体表烧伤的患者也可能发生吸入性损伤，而且可以在没有明显症状的情况下出现呼吸衰竭。因此，如何早期准确有效地诊断吸入性损伤及其严重程度对烧伤患者的救治是非常重要的。

纤维支气管镜检查被认为是诊断吸入性损伤"最直接的金标准"，且有助于判断是否存在急性肺损伤（acute lung injury，ALI）。在支气管镜下可以发现黏膜充血、水肿、溃疡、坏死及烟雾颗粒的黏附残留等。有专家利用支气管镜对吸入性损伤严重程度进行分级，分别为 0 级（无损伤）：黏膜无碳末附着、充血、水肿、渗出、梗阻；1 级（轻度损伤）：以下任意一项或多项：小面积黏膜充血、红斑或水疱形成，中央或外周支气管少量碳末附着；2 级（中度损伤）：以下任意一项或多项：中等程度的黏膜充血、红斑或水疱形成、黏液分泌，中量的碳末附着；3 级（重度损伤）：以下任意一项或多项：严重的炎症反应，气管脆性改变，大量的碳末附着和黏液分泌，支气管梗阻；4级（特重度损伤）：以下任意一项或多项：黏膜脱落、坏死，气管闭塞。目前，关于支气管镜下吸入性损伤严重程度分级有多种，但任何一种分级方法和病死率之间都没有明确联系，换言之，分级越高并不意味着患者的死亡率越高。但分级系统对患者的诊治可起到指导性意义，并能对患者的预后做初步评估。此外，如有必要，可行组织活检。

无论是幼童还是年老患者，支气管镜检查在诊断吸入性损伤及判断损伤严重程度中均具有极其重要的作用，尤其适用于可疑吸入性损伤患者。支气管镜检查无需麻醉或仅需简单表面麻醉，操作简单、快捷，患者痛苦小，可间隔数日重复进行以确定是否存在损伤加重及损伤恢复情况。此外，还可利用支气管镜在直视下吸痰、清除呼吸道坏死物和分泌物以改善通气，注入药物可预防和治疗肺部感染。但因各种原因，目前我国还难以做到普及这项检查。此外支气管镜检查可能导致多种并发症的发生，轻者出现低氧血症、气管黏膜出血，重者出现哮喘、咯血、气胸、肺部感染、心律失常等，应注意预防和避免。

24 吸入性损伤患者的气道管理极为重要

保持呼吸道通畅是严重创伤患者的生命保障，而对于吸入性损伤患者而言，往往合并大面积深度烧伤，尤其是面颈部烧伤，这类患者的气道管理最关键、最困难的节点位于复苏阶段。中重度吸入性损伤后，尤其是烟雾吸入性损伤，上呼吸道肿胀、气道阻力增加几乎是必然的，它可能在伤后立即发生并持续 2～4天，而且任何侵入性或有创性操作都会加重气道水肿。此外，呼吸道分泌物的产生、坏死物的黏附、肺水肿、呼吸衰竭等也会增加气道阻力。尤其是小儿，气道中度黏膜水肿即可导致其完全闭塞。因此，针对不同患者及时诊断并判断气道是否通畅、梗阻的程度和选择合适的辅助通气方式都是极为重要的。另外呼吸道的湿化、排痰等护理也非常重要。临床上给予的通气方式有多种，但目的均为提供足够通气，保持气道通畅，避免换气不足、过度换气和气压伤等。

燃爆伤伴吸入性损伤患者的呼吸支持

燃爆伤对呼吸系统损伤严重，如伴有吸入性损伤，临床症状往往重于一般吸入性损伤患者，常较早出现气道阻塞、进行性低氧血症、肺水肿或支气管肺炎，迅速并发呼吸功能衰竭。因此，需要尽早实施吸氧治疗，必要时给予呼吸机辅助通气。

25 吸入性损伤的氧气治疗

（1）适应证：氧气治疗的对象主要是各种使动脉氧

分压下降的患者，急性病患者给氧宜早。判断给氧的确切指征是动脉氧分压。氧分压在 60mmHg（8kPa）以下需给氧。

（2）氧疗目标：目前较公认的氧疗的标准是 PaO_2 < 8.00kPa（60mmHg）。因为从氧合血红蛋白解离曲线（图 1）分析，PaO_2 < 8.00kPa（60mmHg）一般正处于 S 形氧离曲线的转折部，PaO_2 为 8.00kPa（60mmHg）时，SaO_2 约达 90%，而 PaO_2 < 8.00kPa（60mmHg）以下的曲线则呈陡直形状，PaO_2 稍有降低就可引起 SaO_2 较大幅度的下降。相反，如 FiO_2 每增加 1%，PaO_2 可上升 0.95kPa（7.13mmHg），SaO_2 可提高 10% ～ 15%。

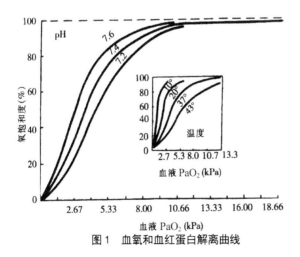

图 1　血氧和血红蛋白解离曲线

（3）给氧方法：

①鼻导管或鼻塞给氧。鼻导管吸氧，氧流量不宜超过 6L/min。鼻导管吸氧时，是以鼻咽部解剖死腔作为氧气储备仓，6L/min 已能完全预充，提高氧流量不可能进一步增加吸入氧浓度，此时，要提高氧浓度需加用储气囊。氧流量成人 1 ～ 3L/min，婴幼儿 0.5 ～ 1L/min，吸入氧浓度可达 30% ～ 40% 左右，此法只适用于血氧分压中度下降患者。

②开式口罩或普通面罩吸氧。口罩置于患者口鼻前，略加固定而不密闭。氧流量于 5L/min 时，可将面罩内的绝大多数呼出气冲刷出去，防止 CO_2 重吸收，但氧流量也不宜高于 8L/min，由于解剖死腔和面罩的储气空间已被氧气预充，再提高氧流量，FiO_2 也不会升高。氧流量成人 3 ～ 5L/min，婴幼儿 2 ～ 4L/min，吸入氧浓度可达 40% ～ 60%。此法较舒适，可用于病情较重、氧分压下降较明显的患者。

③头罩给氧。常用于婴儿，将患儿头部放在有机玻璃或塑料头罩内，吸入氧浓度与口罩相似，但所需氧流量更大。此法吸入氧浓度较有保证，但夏季湿热时，罩内温度和湿度都会较罩外高，患儿易感到气闷不适，

而影响休息康复。其 FiO_2 与吸入氧流量大致呈如下关系：$FiO_2 = 21+4×$ 吸入氧流量（L/min）。

（4）氧疗不良反应：氧疗与其他药物治疗一样，在发挥治疗作用的同时，如应用不当亦可出现毒副作用，对此应该引起重视。一般认为，在 1 个大气压条件下，吸入氧浓度低于 40% 的氧疗是安全的，吸入氧浓度高于 60% 要注意，有可能引起氧中毒，高浓度氧疗时间不宜超过 24 小时。

高浓度氧疗不良反应：可导致呼吸抑制，通气量下降，二氧化碳潴留；可引起去氮性肺不张；易导致氧中毒性肺损伤；新生儿吸入高浓度氧，还可能引起视网膜的病变及晶状体纤维增殖症，导致失明。

（5）氧气治疗的其他问题：

① CO_2 潴留：伴有 $PaCO_2$ 增高的呼吸衰竭患者在氧疗后，常出现 $PaCO_2$ 进一步升高。对于通气不足为主的呼吸衰竭患者，当 FiO_2 增加到 25% ～ 30% 时，部分患者的 $PaCO_2$ 可升高 20 ～ 40mmHg。发生 CO_2 潴留主要与氧疗后缺氧对呼吸中枢的兴奋作用减低、每分钟通气量减少及通气 / 血流进一步失调等因素有关。此时应尽量减少 FiO_2（即采用低流量吸氧，限制氧流量

为 1 ~ 2L/min），同时加强病情观察和血气监测，当 $PaCO_2$ 迅速升高时应及时采用机械通气治疗。

②吸收性肺不张：对呼吸道不完全阻塞的患者，在吸入较高浓度氧后，局部肺泡内的氧被吸收，易出现肺泡萎陷发生肺不张。预防措施主要包括：FiO_2 尽量小于 60%、如行机械通气应加用 PEEP、鼓励患者排痰以保持局部气道通畅。

③氧中毒：氧中毒是氧疗最主要的毒副作用，尽管发生率很低，但发生后危害严重，应引起重视。氧中毒导致急性肺损伤，出现类似 ARDS 样改变，氧中毒系医源性疾患，最好的治疗是预防，限制高浓度吸氧是临床上有效预防氧中毒的方法。引起氧中毒的唯一原因是长时间高浓度吸氧，但究竟给氧浓度的安全界限是多少，至今认识尚未完全一致。普遍认为常压下吸氧浓度在 60% 以下是安全的，不会引起氧中毒。临床观察表明常压下吸入纯氧 6 小时就可能出现呼吸道黏膜的损伤，吸纯氧超过 24 小时即可发生氧中毒的典型改变。临床中进行无创氧疗时，FiO_2 很难超过 60% ~ 80%，因此，在常规氧疗时（如经鼻或面罩氧疗时）不必担心会发生氧中毒。但在机械通气时，由于此时 FiO_2 能得

到有效保证，因此，应尽量将 FiO_2 控制在 60% ～ 80% 以下，以防止 60% ～ 80% 氧中毒发生。

26 吸入性损伤中机械通气有不可替代的优势

若采用一般的吸氧治疗效果不佳，往往需要采用呼吸机进行机械通气。应用机械通气，不但有助于治疗呼吸衰竭，而且可降低呼吸功消耗，缓解呼吸肌疲劳。

机械通气的生理学作用是为了提供一定水平的分钟通气量以改善肺泡通气，改善氧合，对气道阻力较高和肺顺应性较低者，机械通气可降低呼吸功消耗，缓解呼吸肌疲劳。

（1）治疗目的：纠正急性呼吸性酸中毒，纠正低氧血症，降低呼吸功消耗，缓解呼吸肌疲劳，防止肺不张，为安全使用镇静剂和肌松剂提供通气保障，稳定胸壁（如合并多发肋骨骨折时）。

（2）应用指征：在出现较为严重的呼吸功能障碍时，应使用机械通气。如果延迟实施机械通气，患者因严重缺氧和二氧化碳潴留而出现多器官功能受损，则机械通气的疗效显著降低。因此，机械通气宜早实施。

符合下述条件应实施机械通气：经积极治疗后病情仍继续恶化；意识障碍；呼吸活动严重异常，如呼吸频率 $> 35 \sim 40$ 次/分钟，或 $< 6 \sim 8$ 次/分钟，节律异常，自主呼吸微弱或消失；血气分析提示严重通气和氧合障碍：$PaO_2 < 50mmHg$，尤其是充分氧疗后仍 $< 50mmHg$；$PaCO_2$ 进行性升高，pH 动态下降。

但应注意，燃爆伤往往伴有其他合并伤，部分情况行机械通气时可能使病情加重：如气胸及纵隔气肿未行引流，肺大疱和肺囊肿，低血容量性休克未补充血容量，严重肺出血，气管食管瘘等。但在出现致命性通气和氧合障碍时，应积极处理合并伤，同时不失时机地应用机械通气。

27 机械通气中人工气道的建立和选择

进行机械通气之前往往需要建立人工气道，人工气道是为了保持气道通畅而在生理气道与其他气源之间建立的连接，分为上人工气道和下人工气道。上人工气道包括口咽气道和鼻咽气道，下人工气道包括气管插管和气管切开等。

（1）建立人工气道的目的：保持患者气道通畅，有助于清除呼吸道分泌物及进行机械通气。人工气道的应用指征取决于患者呼吸、循环和中枢神经系统功能状况，结合患者的病情及治疗需要选择适当的人工气道。

（2）建立人工气道：

①经口气管插管：操作简单，插管的管径相对较大，便于气道内分泌物的清除，但会影响会厌的功能，患者耐受性也较差。经口气管插管的关键在于暴露声门，在声门无法暴露的情况下，容易失败或出现并发症。推荐意见：机械通气患者建立人工气道可首选经口气管插管。适应证：严重低氧血症、高碳酸血症或其他原因需较长时间机械通气，又不考虑气管切开；不能自主清除上呼吸道分泌物、胃内反流物或出血，有误吸危险；下呼吸道分泌物过多或出血，且清除能力较差；存在上呼吸道损伤、狭窄、阻塞、气管食管瘘等，严重影响正常呼吸；患者突然出现呼吸停止，需紧急建立人工气道进行机械通气。禁忌证或相对禁忌证：张口困难或口腔空间小，无法经口插管；无法后仰（如疑有颈

椎骨折）。

②经鼻气管插管：较易固定，舒适度优于经口气管插管，患者较易耐受，但管径较小，导致呼吸功增加，不利于气道及鼻窦分泌物的引流。与经口气管插管比较：经口气管插管减少了医院获得性鼻窦炎的发生，医院获得性鼻窦炎与呼吸机相关性肺炎（Ventilator associated pneumonia，VAP）的发病有密切关系。因此，若短期内能脱离呼吸机的患者应优先选择经口气管插管。但是，在经鼻气管插管技术操作熟练，或者患者不适应于经口气管插管时，仍可以考虑先行经鼻气管插管。

③逆行气管插管：指先行环甲膜穿刺，送入引导钢丝（导丝），将导丝经喉至口咽部，由口腔或鼻腔引出，再将气管导管沿导丝插入气管。

④上人工气道：包括口咽气道和鼻咽气道，有助于保持上呼吸道的通畅。口咽气道适用于舌后坠而导致的上呼吸道梗阻、癫痫大发作或阵发性抽搐，在经口气管插管时，为防止患者咬闭气管插管发生部分梗阻或窒息，可于插管旁置入口咽气道。鼻咽气道仅适用因舌后坠导致的上呼吸道梗阻，此时需注意凝血功能障碍

者的鼻咽出血。

⑤气管切开：对于需要较长时间机械通气的患者，气管切开是常选择的人工气道方式，尤其在燃爆伤患者中，由于吸入性损伤发生率较高，并有进行性呼吸道梗阻的特点，故较多选择早期进行气管切开。与其他人工气道比较，由于其管腔较大、导管较短，因而气道阻力及通气死腔较小，有利于呼吸道分泌物的清除，降低 VAP 的发生率。有研究发现，早期选择气管切开，可以减少机械通气天数和 ICU 住院天数，降低 VAP 的发生率，改善预后，这个观点尚需要大样本的随机对照临床试验研究。以下情况行气管切开应慎重：切开部位感染或化脓。切开部位肿物，如巨大甲状腺肿、气管肿瘤等；严重凝血功能障碍，如弥散性血管内凝血、特发性血小板减少症等。

⑥经皮气管造口术：具有操作简单、快捷，手术创伤小等特点，临床研究表明，与气管切开比较，有助于患者较早脱离呼吸机、减少 ICU 住院天数，以及减少并发症的发生率，但临床效果尚需进一步研究。

（3）人工气道的管理：

①监测机械通气指标：机械通气患者应通过各种

指标及时评估气道内是否有分泌物，评估指标包括听诊呼吸音，在容量控制机械通气时气道峰压（peak pressure，Ppeak）是否增加，在压力控制机械通气（PCV）时潮气量（Tidal volume，VT）是否减少，患者是否不能进行有效咳嗽，气道内可否见到分泌物等，应通过气道吸引确保分泌物的充分引流。

②气囊压的监测：高容低压套囊压力在 $25 \sim 30cmH_2O$（$1cmH_2O=0.098kPa$）时既可有效封闭气道，又不高于气管黏膜毛细血管灌注压，可预防气道黏膜缺血性损伤和气管食管瘘，以及拔管后气管狭窄等并发症。有研究显示，每日3次监测套囊压可预防气道黏膜缺血性损伤和气管狭窄。但要注意气道压对套囊封闭压的影响，即使正确充盈套囊，如果Ppeak过高仍可造成气道黏膜缺血性损伤。高容低压套囊不需要间断放气，建议常规监测人工气道的气囊压力。

③持续声门下吸引：当使用带有侧孔的气管插管或气管切开套管时，可进行持续声门下吸引，以清除声门下至插管气囊之间的分泌物，又不损伤声带。在长期进行机械通气的患者中，持续声门下吸引可延缓早发型VAP的发生，降低其发生率。

④气道湿化：机械通气时的气道湿化包括主动湿化和被动湿化。主动湿化指在呼吸机管路内应用加热型湿化器进行呼吸气体的加温、加湿（包括不含加热导线，含吸气管路加热导线，含吸气、呼气双管路加热导线）；被动湿化指应用人工鼻（热湿交换器型）吸收患者呼出气体的热量和水分，进吸入气体的加温、加湿。无论何种湿化，都要求近端气道内的气体温度达到37℃，相对湿度100%，以维持气道黏膜完整，纤毛正常运动及呼吸道分泌物的排出，以及降低VAP的发生率。

⑤呼吸机管路的更换：不应以控制感染为目的常规更换呼吸机管路。现有证据提示，延长更换管路的时间并不增加VAP的发生率，但关于管路使用的安全时间尚无定论。应避免管路中聚积过多的冷凝水，还要避免过多的冷凝水流向患者气道或流入湿化罐，更要避免管路内被污染，一旦发现应及时清除。

28 机械通气的基本模式分析

（1）定容型通气和定压型通气

①定容型通气：呼吸机以预设通气容量来管理通

气,即呼吸机送气达预设容量后停止送气,依靠肺、胸廓的弹性回缩力被动呼气。常见的定容型通气模式有容量控制通气、容量辅助 - 控制通气、间歇性指令通气(IMV)和同步间歇指令通气(SIMV)等,统称为容量预设型通气(VPV)。VPV 能够保证 VT 的恒定,从而保障分钟通气量。VPV 的吸气流速波形为恒流波形,即方波,不能适应患者的吸气需要,尤其存在自主呼吸的患者,这种人机的不协调将增加镇静剂和肌松剂的应用,并消耗很高的吸气功,从而诱发呼吸肌疲劳和呼吸困难。当肺顺应性较差或气道阻力增加时,使气道压过高。

②定压型通气:呼吸机以预设气道压力来管理通气,即呼吸机送气达预设压力且吸气相维持该压力水平,而 VT 是由气道压力与 PEEP 之差及吸气时间决定,并受呼吸系统顺应性和气道阻力的影响。常见的定压型通气模式有 PCV、压力辅助控制通气(P-ACV)、压力控制 - 同步间歇指令通气(PC-SIMV)、压力支持呼吸模式(PSV)等,统称为压力预设型通气(PPV)。PPV 时 VT 随肺顺应性和气道阻力而改变,气道压力一般不会超过预置水平,以限制肺泡压过高和预防呼吸机相

关性肺损伤（VILI），流速多为减速波，肺泡在吸气早期即充盈，利于肺内气体交换。

（2）控制通气（CV）和辅助通气（AV）

① CV：呼吸机完全代替患者的自主呼吸，呼吸频率、VT、吸呼比、吸气流速完全由呼吸机控制，呼吸机提供全部的呼吸功。CV 适用于严重呼吸抑制或伴呼吸暂停的患者，如麻醉、中枢神经系统功能障碍、神经肌肉疾病、药物过量等情况。在 CV 时可对患者呼吸力学进行监测，如静态肺顺应性、内源性呼气末正压（PEEPi）、阻力、肺机械参数。CV 参数设置不当，可造成通气不足或过度通气；应用镇静剂或肌松剂将导致分泌物清除障碍等；长时间应用 CV 将导致呼吸肌萎缩或呼吸机依赖。故应用 CV 时应明确治疗目标和治疗终点，对一般的急性或慢性呼吸衰竭，只要患者条件允许宜尽早采用 AV 支持。

② AV：依靠患者的吸气努力触发呼吸机吸气活瓣实现通气，当存在自主呼吸时，根据气道内压力降低（压力触发）或气流（流速触发）的变化触发呼吸机送气，按预设的定容（VT）或定压（IPAP）输送气体，呼吸功由患者和呼吸机共同完成。AV 适用于呼吸中

枢驱动正常的患者，通气时可减少或避免应用镇静剂，保留自主呼吸以减轻呼吸肌萎缩，改善机械通气对血流动力学的影响，利于撤机过程。

（3）常用模式

① 辅 助 控 制 通 气 （assist-control ventilation，ACV）：ACV 是 AV 和 CV 两种模式的结合，当患者自主呼吸频率低于预置频率或患者吸气努力不能触发呼吸机送气时，呼吸机即以预置的 VT 及通气频率进行正压通气，即 CV；当患者的吸气能触发呼吸机时，以高于预置频率进行通气，即 AV。ACV 又分为 P-ACV 和容量辅助控制通气（V-ACV）。参数设置分为容量切换 A-C（触发敏感度、VT、通气频率、吸气流速 / 流速波形）和压力切换 A-C（触发敏感度、压力水平、吸气时间、通气频率）。临床特点：A-C 为 ICU 患者机械通气的常用模式，通过设定的呼吸频率及 VT(或压力)，提供通气支持，使患者的呼吸肌得到休息；CV 确保最低的分钟通气量。随病情好转，逐步降低设置条件，允许患者自主呼吸，呼吸功由呼吸机和患者共同完成，呼吸机可与自主呼吸同步。

② SIMV：SIMV 是自主呼吸与 CV 相结合的呼吸

模式，在触发窗内，患者可触发与自主呼吸同步的指令正压通气，在两次指令通气之间触发窗外允许患者自主呼吸，指令呼吸是以预设容量（容量控制 SIMV）或预设压力（压力控制 SIMV）的形式送气。参数设置包括 VT、流速/吸气时间、控制频率和触发敏感度，当压力控制 SIMV 时需设置压力水平。临床特点：通过设定 IMV 的频率和 VT 确保最低分钟通气量；SIMV 能与患者的自主呼吸同步，减少患者与呼吸机的对抗，减低正压通气的血流动力学影响；通过调整预设 IMV 的频率改变呼吸支持的水平，即从完全支持到部分支持，减轻呼吸肌萎缩；用于长期带机患者的撤机；但不适当的参数设置（如流速及 VT 设定不当）可增加呼吸功，导致呼吸肌疲劳或过度通气。

③容量通气方式临床应用：容量方式保证 VT，适当流速设定影响 VT 及气道压的变化，其触发方式可为流速或压力触发。近年研究表明，流速触发比压力触发可明显减轻呼吸功。呼吸机送气流速波形依据肺病变不同（即阻力、顺应性）可采用恒流或减速波方式送气，以利于肺内气体分布，改善氧合。该类模式又将压力限制或容量限制整合到模式中去，明显减轻压力伤与

容积伤的危险。CV 与自主呼吸相结合的方式有利于循序渐进增大自主呼吸，在此期间可与 PSV 合用，使患者易过渡到自主呼吸，可作为撤机方式之一。在 ARDS 患者应用容量模式时，PEEP 设定应注意调整 VT，以避免超过平台压加重肺损伤。当前，应用容量通气模式时，只要参数调节适当即可明显减轻或克服传统容量模式的许多不利因素，这已成为当前 ICU 常用的呼吸支持方式之一。

④ PSV：PSV 属部分通气支持模式，是由患者触发、压力目标、流量切换的一种机械通气模式，即患者触发通气、呼吸频率、VT 及吸呼比，当气道压力达预设的压力支持（PS）水平且吸气流速降低至某一阈值水平以下时，由吸气切换到呼气。参数设置包括压力、触发敏感度，有些呼吸机有压力上升速度和呼气灵敏度（ESENS）。临床特点：适用于有完整呼吸驱动能力患者，当设定水平适当时，则少有人机对抗，减轻呼吸功；自主呼吸模式，支持适当可减轻呼吸肌废用性萎缩；对血流动力学影响较小，可适用于心脏外科手术后患者。一些研究认为，5～8cmH$_2$O 的 PSV 可克服气管导管和呼吸机回路的阻力，故 PSV 可应用于呼吸机的撤离。

当出现浅快呼吸时，应调整 PS 水平以改善人机不同步；当管路有大量气体泄露时，可引起持续吸气压力辅助，呼吸机就不能切换到呼气相。然而对呼吸中枢驱动功能障碍的患者 PSV 模式可导致分钟通气量的变化，甚至呼吸暂停而窒息，因此对呼吸中枢驱动功能障碍的患者不宜应用该模式。

⑤ CPAP：CPAP 是在自主呼吸条件下，整个呼吸周期内（吸气及呼气期间）气道保持正压，患者完成全部的呼吸功，是 PEEP 在自主呼吸条件下的特殊技术。参数设置仅需设定 CPAP 水平。临床特点：适用于通气功能正常的低氧患者，具有 PEEP 的各种优点和作用，如增加肺泡内压和功能残气量，增加氧合，防止气道和肺泡萎陷，改善肺顺应性，降低呼吸功，对抗 PEEPi。应根据 PEEPi 和血流动力学的变化设定 CPAP，CPAP 过高可增加气道压，减少回心血量，对心功能不全患者的血流动力学产生不利影响。但在 CPAP 时，由于自主呼吸可使胸内压较相同 PEEP 时略低。

⑥ BiPAP：BiPAP 是指给予两种不同水平的气道正压，高水平压力（Phigh）和低水平压力（Plow）之间定时切换，且其高压时间、低压时间、Phigh、Plow 各

自可调，从 Phigh 转换至 Plow 时，增加呼出气量，改善肺泡通气。该模式允许患者在两种水平上呼吸，可与 PSV 合用以减轻患者呼吸功。BiPAP 通气时患者的自主呼吸较少受干扰，该模式具有压力控制模式的特点，与 PSV 合用时，患者容易从控制呼吸向自主呼吸过渡，因此，该模式既适用于氧合障碍型呼吸衰竭，又适用于通气障碍型呼吸衰竭。

⑦其他模式：高频振荡通气（HFOV）是目前所有高频通气中频率最高的一种，可达 15 ～ 17Hz。由于频率高，每次 VT 接近或小于解剖死腔，其主动的呼气原理（即呼气时系统呈负压，将气体抽吸出体外）保证了 CO_2 的排出，侧支气流供应使气体充分湿化。HFOV可提高肺容积、减少吸呼相的压差、降低肺泡压（仅为常规正压通气的 1/15 ～ 1/5）、避免高浓度吸氧以改善氧合及减少肺损伤，是目前先进的高频通气技术。HFOV 应视为具有与常规通气相同疗效和安全性的呼吸支持手段，早期应用可能效果更好。

对于不可避免要进行机械通气的患者，这些患者多伴有肺泡萎陷、肺容积减少，传统上使用大潮气量和气道高压通气，而近年提出肺保护性通气策略，即小潮气量通气（6ml/kg）、气道平台压力小于 $30cmH_2O$，允许 $PaCO_2$ 在一定程度上升高，即所谓的允许性高碳酸血症。这项肺保护性通气策略已被学者证实能够降低 ARDS 的死亡率，并逐渐成为治疗 ARDS 的标准通气策略。而更低潮气量（≈3ml/kg）联合体外 CO_2 清除技术较传统的肺保护性通气策略更能减少呼吸机相关肺损伤的发生，但能否降低 ARDS 的死亡率还不得而知，需进行大样本多中心的对照研究。

29 机械通气治疗中呼吸机参数应随时调整

（1）VT 的设定：在容量控制通气模式下，VT 的选择应保证足够的气体交换，并注意患者的舒适度，通常依据体重选择 5～12ml/kg，并结合呼吸系统的顺应性和阻力进行调整，避免气道平台压超过 30～$35cmH_2O$。在 PCV 模式时，VT 主要由预设的压力、吸气时间、呼吸系统的阻力及顺应性决定，最终应根据动脉血气分析进行调整。

（2）呼吸频率的设定：频率选择根据分钟通气量

及目标动脉氧分压（PaO$_2$）水平，成人通常设定为
12 ～ 20 次 / 分钟。准确调整呼吸频率应依据动脉血气
分析的变化综合调整 VT 与支持频率（f）。

（3）流速调节：理想的峰流速应能满足患者吸气
峰流速的需要，成人常用的流速设置为 40 ～ 60L/min，
根据分钟通气量和呼吸系统的阻力和顺应性进行调整，
流速波形在临床常用减速波或方波。

（4）吸气时间与吸呼比设置：吸呼比的选择是基
于患者的自主呼吸水平、氧合状态及血流动力学，适
当的设置能保持良好的人机同步性。机械通气患者通
常设置吸气时间为 0.8 ～ 1.2 秒，或吸 / 呼比为 1.0 ：
（1.5 ～ 2.0）。

（5）触发敏感度调节：一般情况下，压力触发常
为 –0.5 ～ –1.5cmH$_2$O，流速触发常为 2 ～ 5L/min，合
适的触发敏感度设置将使患者更加舒适，促进人机协
调。流速触发较压力触发能明显减低患者的呼吸功，
若触发敏感度过高，会引起与患者用力无关的误触发；
若设置触发敏感度过低，将显著增加患者的吸气负荷，
消耗额外呼吸功。

（6）FiO_2：机械通气初始阶段可给予高 FiO_2（1.00）以迅速纠正严重缺氧，以后依据目标 PaO_2、PEEP、平均气道压（Pmean）水平和血流动力学状态，酌情降低 FiO_2 至 0.50 以下，并设法维持 $SaO_2 > 0.90$。若不能达到上述目标，即可加用 PEEP、增加 Pmean，应用镇静剂或肌松剂；若适当 PEEP 和 Pmean 可以使 $SaO_2 > 0.90$，应保持最低的 FiO_2。

（7）PEEP 的设定：设置 PEEP 的作用是使萎陷的肺泡复张、增加 Pmean、改善氧合，同时影响回心血量及左心室后负荷，克服 PEEPi 引起的呼吸功增加。PEEP 常用于以 ARDS 为代表的 I 型呼吸衰竭，PEEP 的设置在参照目标 PaO_2 和氧输送（DO_2）的基础上，应联合 FiO_2 和 VT 考虑。虽然对 PEEP 设置的上限没有共识，但下限通常在压力容积（P-V）曲线的低拐点（LIP）或 LIP 之上 $2cmH_2O$。另外，还可根据 PEEPi 指导 PEEP 的调节，外源性 PEEP 水平大约为 PEEPi 的 80%，以不增加总 PEEP 为原则。

30 合理应用机械通气将有助于减少甚至避免并发症的发生

机械通气是重要的生命支持手段之一，但机械通气也会带来一些并发症，甚至危及生命。合理应用机械通气将有助于减少甚至避免并发症的发生。因此，了解机械通气的并发症具有重要的临床意义。

（1）气管插管相关并发症：

①导管易位：插管过深或固定不佳均可使导管进入支气管。因右主支气管与气管所成角度较小，插管过深进入右主支气管可造成左侧肺不张及同侧气胸。插管后应立即听诊双肺，如一侧肺呼吸音减弱并叩诊浊音则提示肺不张；呼吸音减低伴叩诊呈鼓音则提示气胸，发现气胸应立刻处理，同时摄 X 线胸片确认导管位置。

②气道损伤：困难插管和急诊插管容易损伤声门和声带，长期气管插管可以导致声带功能异常、气道松弛。注意插管时动作轻柔、准确，留管时间尽可能缩短，可减少类似并发症的发生。气囊充气过多、压力太高，压迫气管致气管黏膜缺血、坏死，形成溃疡，可

造成出血。应使用低压高容量气囊，避免充气压力过高，监测气囊压力使之低于 25cmH$_2$O 能减少这类并发症。

③人工气道梗阻：导致人工气道梗阻的常见原因有导管扭曲，气囊疝出嵌顿于导管远端开口，痰栓或异物阻塞管道，管道塌陷，管道远端开口嵌顿于隆突、气管侧壁或支气管。采取措施预防气道梗阻甚为重要，认真护理、密切观察、及时更换管道及有效人工气道护理，对气道梗阻起着防患于未然的作用。一旦发生气道梗阻应采取以下措施：调整人工气道位置，抽出气囊内气体，试验性插入吸痰管。如气道梗阻仍不缓解，则应立即拔除气管插管或气管切开管，然后重新建立人工气道。

④气道出血：适应人工气道的患者若出现气道出血，特别是大出血时，需紧急处理。气道出血的常见原因包括气道抽吸、气道腐蚀等，一旦发生，应针对原因及时处理。

(2) 气管切开常见并发症：气管切开是建立人工气道的常用手段之一。由于气管切开使气流不经过上呼吸道，因此，与气管插管相比，气管切开具有下列许多优点：易于固定及引流呼吸道分泌物；附加阻力低，易于实施呼吸治疗；能够经口进食，可做口腔护理；患者耐受性好。然而尽管具有上述优点，但气管切开也可引起许多并发症，根据并发症出现的时间可分为早期并发症和后期并发症。

①早期并发症：指气管切开 24 小时内出现的并发症，主要包括：出血（凝血功能障碍患者术后出血发生率更高。出血部位可能来自切口和气管壁，气管切开部位过低，如损伤无名动脉则可引起致命性大出血。切口的动脉性出血需打开切口行手术止血；非动脉性出血可通过油纱条等压迫止血，一般 24 小时内可改善）；气胸（是胸腔顶部胸膜受损的表现，胸膜腔顶部胸膜位置较高者易出现，多见于儿童、肺气肿、慢性阻塞性肺疾病患者）；空气栓塞（是较为少见的并发症，与气管切开时损伤胸膜静脉有关。由于胸膜静脉血管压力低于大气压，损伤时空气可被吸入血管，导致空气栓塞。对患者采用平卧位实施气管切开将有助于防止空气栓塞）；皮下气肿和纵隔气肿（是气管切开后较常见的并发症。颈部皮下气肿与气体进入颈部筋膜下疏松结缔组织有关，由于颈部筋膜向纵隔延伸，气体也可

进入纵隔，导致纵隔气肿。皮下气肿和纵隔气肿本身并不会危及生命，但有可能伴发张力性气胸，需密切观察）。

②后期并发症：指气管切开 24～48 小时后出现的并发症，发生率高达 40%。主要包括：切口感染（感染切口的细菌可能是肺部感染的来源，加强局部护理很重要）；气管切开后期出血（主要与感染组织腐蚀切口周围血管有关。当切口偏低或无名动脉位置较高时，感染组织腐蚀及管道摩擦易导致无名动脉破裂出血，为致死性并发症）；气道梗阻（气管切开管被黏稠分泌物附着或形成结痂，气囊偏心疝入管道远端，气管切开管远端开口顶住气管壁，肉芽组织增生等原因均可导致气道梗阻。一旦发生，可能危及生命，需紧急处理）；吞咽困难（与气囊压迫食管或管道对软组织牵拉影响吞咽反射有关，气囊放气后或拔除气管切开管后可缓解）；气管食管瘘（主要与气囊压迫及低血压引起局部低灌注有关）；气管软化（见于气管壁长期受压迫、气管软骨退行性变、软骨萎缩而失去弹性）。

（3）正压通气相关的并发症：

①呼吸机所致肺损伤（ventilator-induced lung injury,

VILI）：包括气压伤、容积伤、萎陷伤和生物伤。气压伤是由于气道压力过高导致肺泡破裂。因程度不同，临床表现为肺间质气肿、皮下气肿、纵隔气肿、心包积气、气胸等，一旦发生张力性气胸，可危及患者生命，必须立即处理。容积伤是指过大的吸气末肺容积（EILV）对肺泡上皮和血管内皮的损伤，临床表现为气压伤和高通透性肺水肿。萎陷伤是指肺泡周期性开放和塌陷产生的剪切力引起的肺损伤。生物伤即以上机械及生物因素使肺泡上皮和血管内皮损伤，激活炎症反应导致的肺损伤，其对 VILI 的发展和预后产生重要影响。以上不同类型的 VILI 相互联系、相互影响，不同原因呼吸衰竭的患者可产生不同程度的损伤。为了避免和减少 VILI 的发生，机械通气时应避免高 VT 和高平台压，吸气末平台压不超过 $30 \sim 35 cmH_2O$，以避免气压伤和容积伤，同时设定合适的 PEEP 以预防萎陷伤。

②呼吸机相关性肺炎（ventilator-associated pneumonia, VAP）：VAP 在机械通气 48 小时后发生，文献报道大约 28% 的机械通气患者发生 VAP。气管插管或气管切开导致声门关闭功能丧失，机械通气患者胃肠内容物反流误吸是发生 VAP 的主要原因。一旦发生 VAP，会明

显延长住院时间，增加住院费用，显著增加病死率。明确 VAP 的危险因素将有助于预防 VAP 的发生。一般认为，高龄、高 APACHE Ⅱ 评分、急慢性肺部疾病、格拉斯哥昏迷评分（GCS）＜ 9 分、长时间机械通气、误吸、过度镇静、平卧位等均为 VAP 的高危因素。因此，机械通气患者没有体位改变的禁忌证时应予半卧位，避免镇静时间过长和程度过深，避免误吸，尽早撤机，以减少 VAP 的发生。

③呼吸机相关的膈肌功能不全：特指在长时间机械通气过程中膈肌收缩能力下降。1%～5% 的机械通气患者存在撤机困难，其原因很多，其中呼吸肌无力和疲劳是重要原因之一。动物实验证明，机械通气可以导致膈肌功能不全，而临床上由于存在多种因素（休克、全身性感染、营养不良、电解质紊乱、神经肌肉疾病、药物等）可以导致膈肌功能不全，因缺乏机械通气对患者膈肌功能影响的直接证据，临床诊断呼吸机相关的膈肌功能不全很困难。保留自主呼吸可以保护膈肌功能，研究表明，实施 CV 时，膈肌肌电图显示肌肉活动减少，并且具有时间依赖性，随着时间延长，损伤明显加重，而保留自主呼吸部分可以减轻呼吸机相关的

膈肌功能不全。机械通气患者使用肌松剂和大剂量糖皮质激素可以导致肌病的发生。患者肌肉活检显示肌纤维萎缩、坏死和结构破坏，以及肌纤维中空泡形成。因此，机械通气患者应尽量避免使用肌松剂和糖皮质激素，以免加重膈肌功能不全。

总之，呼吸机相关的膈肌功能不全可导致撤机困难，延长机械通气和住院时间，使机械通气患者尽可能保留自主呼吸，加强呼吸肌锻炼，以增加肌肉的强度和耐力，同时，加强营养支持可以增强或改善呼吸肌功能。

31 制订撤机计划能缩短机械通气时间，降低患者的病死率

机械通气的撤离过程是一个重要的临床问题。当导致呼吸衰竭的病因好转后，应尽快开始撤机。延迟撤机将增加医疗费用和机械通气并发症的发生；过早撤机又可导致撤机失败，增加再插管率和病死率。近年来大量文献证实，制订撤机计划能缩短机械通气时间，降低患者的病死率。

撤机筛查试验：导致机械通气的病因好转或

祛除后应开始进行撤机的筛查试验，筛查试验包括 4 项内容：①导致机械通气的病因好转或被祛除。②氧合指标：$PaO_2/FiO_2 \geqslant 150 \sim 300mmHg$；$PEEP \leqslant 5 \sim 8cmH_2O$；$FiO_2 \leqslant 0.40$；$pH \geqslant 7.25$。③血流动力学稳定，无心肌缺血动态变化，临床上无明显低血压。④有自主呼吸的能力。

参考文献

1.Shirani KZ, Pruitt BA, Mason AD.The influence of inhalation injury and pneumonia on burn mortality.Annals of Surgery, 1987, 205 (1)：82-87.

2.Perenlei E, Traber DL.Pathophysiology of acute lung injury in combined burn and smoke inhalation injury.Clinical Science, 2004, 107 (2)：137-143.

3.mlcak RP, Suman OE, Herndon DN.Respiratory management of inhalation injury.Burns Journal of the International Society for Burn Injuries, 2007, 33 (1)：2-13.

4.Stephenson SF, Esrig BC, Polk HC, et al.The pathophysiology of smoke inhalation injury.Annals of Surgery, 1975, 182 (5)：652-660.

5.Cartotto R, Walia GS, Fowler R.Oscillation After Inhalation：High Frequency Oscillatory Ventilation in Burn Patients With the Acute

Respiratory Distress Syndrome and Co-Existing Smoke Inhalation Injury.Journal of Burn Care & Research Official Publication of the American Burn Association，2009，30（1）：119-127.

6.Kicheol Y，Hyeong-Tae Y，Dohern K，et al.Inhalation injury in burn patients：Establishing the link between diagnosis and prognosis. Burns Journal of the International Society for Burn Injuries，2014，40（8）：1470-1475.

（温春泉　刘维整理）

燃爆伤患者的营养支持

32 营养支持以胃肠道营养为主

烧伤患者的营养补充有胃肠道支持与静脉支持两种渠道。胃肠道支持常以口服或管饲形式。静脉支持途径是通过中心静脉及周围静脉两种。烧伤患者的营养支持应该以胃肠道营养为主，推荐要素饮食，且易吸收，对肝脏损害小。中小面积烧伤患者大多胃肠喂养即可满足需要，大面积烧伤患者也应尽早给予胃肠营养。烧伤患者早期胃肠喂养可复苏肠道，使门静脉血流量增加明显，肝肾血流量增加，对胃肠及其他内脏有复苏作用；早期胃肠喂养可改善伤后肠道的吸收功能。经研究显示，烧伤后肠道对葡萄糖、脂肪、氨基酸吸收量的下降与门静脉血流量降低呈显著正相关。所以，烧伤后门静脉系统的血液循环状态是影响物质吸收的主要因素之一。因此需注意增加门静脉血流量，减轻肠道再灌注损伤以改善肠道吸收功能。早期胃肠喂养可增加肠黏膜血流供应，减轻再灌注损伤，及时修复受损肠黏膜、保障肠黏膜的组织完整性，同时促进黏膜黏液分泌，尽快恢复肠壁黏液屏障，也可促进胃肠运动，阻止肠道内容物淤积，防止细菌与黏膜接触、附着、定植甚至进入肠黏膜。早期喂养可使肠黏膜厚度及绒毛密度更佳，所以，早期胃肠道喂养可维护肠黏膜结构及屏障功能。此外早期肠道喂养还可降低烧伤后高代谢，明显使血皮质醇、胰高血糖素和代谢率降低，也可使血 TNF、CRP 等细胞因子、介质的水平降低，减少及推迟毒素进入门静脉系统。

爆震伤患者应积极的给以胃肠道治疗，伤后最好即刻开始，通过十二指肠营养管匀速注入肠内营养多聚合剂 5ml/h，3 天后加量，每日每小时增加 5ml，直至增加至 2000 ～ 3000ml/d。

参考文献

1.Graves C, Saffle JA.Actual burn nutrition care practices: an update.Journal of Burn Care & Research Official Publication of the American Burn Association, 2009, 30 (1): 77-82.

2.Chen Z, Wang S, Yu B, et al.A comparison study between early enteral nutrition and parenteral nutrition in severe burn patients. Burns, 2007, 33 (6): 708-712.

（王慧英整理）

燃爆伤的创面处理

    燃爆伤患者由于冲击伤与烧伤两种致伤因素同时或相继作用于机体，不仅造成皮肤烧伤，而且可以造成皮肤挫裂伤并存在大量异物，甚至会出现深部软组织的外露。

33 燃爆伤的早期清创需要在全身情况稳定下进行

    由于燃爆伤通常伴有吸入性损伤及爆震伤，可能会造成内脏出血及呼吸困难，因此，需要在全身情况稳定下才能进行创面早期清创。

不同性质的燃爆伤创面的情况不尽相同，需要不同程度的清创。对于爆炸物造成的燃爆伤，多在深度烧伤的创面分布有散在盲管伤，组织损伤的范围、深浅、方向不一。因此，早期需要彻底清除坏死组织及异物，需用 3% 过氧化氢反复冲洗，以防止深部组织感染。同时需要大剂量预防性应用破伤风抗毒素，以免发生破伤风梭菌感染。

烧伤创面的清创则可在入院后良好的镇痛下进行。浅Ⅱ度水泡皮去除与否视污染程度而定，对于清洁污染不重的水泡皮应予以保留，小水泡无需处理，大水泡可在低位引流。深Ⅱ度和Ⅲ度创面的表皮则应全部去除，防止痂皮不容易干燥而导致创面过早感染溶痂。对于大面积烧伤创面的处理则更为简单，仅以清洁为目的，动作应更轻柔，可分次进行，以免加重对患者的打击。

34 燃爆伤Ⅲ度烧伤后的严重环形焦痂要抗休克有效后尽早行切开减张术

燃爆伤后造成Ⅲ度烧伤可在肢体、躯干、颈部形成环形焦痂。肢体的环形焦痂可造成组织血供不足，肌肉坏死，甚至出现肢体坏死。躯干的严重环形焦痂可造成患者呼吸困难和排痰困难，引起肺部感染。颈部的环形焦痂压迫引起呼吸困难，并可压迫颈静脉造成静脉回流障碍，导致颅压增高，可诱发脑水肿发生。因此，发现环形焦痂张力大且抗休克治疗有效时，要尽早对环形焦痂行切开减张术。

焦痂切开减张一般在床旁，无需麻醉就可以进行。用碘酒或碘附消毒后，纵行切开焦痂至深筋膜层，切开的范围必须足够大，在焦痂切开后，需应用手指触探深筋膜下组织张力情况，如压力仍较大，需打开深筋膜，因此，减张的深度要够深才能达到真正彻底的减张。

肢体环形焦痂切口多在伸侧面正中切开，下肢的减张若张力较大，可选择在内外侧正中同时纵行切开，此时应该注意保护内侧的大隐静脉。躯干的环形焦痂切口在前胸腋前线处做两条纵形切口，必要时沿剑突方向做横行切口。减压后切口内可填塞碘附纱布，也可用异体皮覆盖。

35 不同程度烧伤创面的处理原则不尽相同

创面合理的处理是燃爆伤治疗的关键一环，直接影响患者病情的发展、预后以及转归。完成创面修复才是治疗的终点，因此，要尽可能短时间内闭合创面完成上皮化。由于创面的深度不同，造成的皮肤结构的损伤程度不同，修复过程也各有特点，因此处理原则不尽相同。

（1）浅Ⅱ度烧伤创面的处理：浅度创面由残存的表皮基底细胞和真皮层中附件上皮细胞修复，主要是毛囊的上皮增殖分化，一般7～14天完全上皮化，愈合后无瘢痕增生。浅度创面处理主要是防止和减轻感染，保留残存的上皮组织，为上皮化提供适宜的愈合环境。

浅度创面一般采用包扎的治疗方式，使创面不受外源性细菌污染和创面保持湿润，为上皮化提供一个适宜的愈合环境。敷料包扎的厚度以最外层不被渗透为原则，这样才能真正起到创面与外界隔绝的作用。应每日检查包扎敷料，发现渗出最外层或者有异味需要更换。

如果创面位于颜面及会阴等不容易包扎的位置，可采用暴露，外用磺胺嘧啶锌或磺胺嘧啶银涂膜，保持创面清洁，及时清创渗出液，防止感染发生。

（2）深Ⅱ度烧伤创面的处理：深Ⅱ度烧伤由真皮层中残存的皮肤附件上皮组织修复，但是由于深Ⅱ度的深度不完全一致，残存上皮组织的数量不同，最终转归不同。偏浅一点的深Ⅱ度残存的上皮组织数量较多，愈合程度较接近浅Ⅱ度，遗留少量瘢痕。较深的深Ⅱ度残存上皮组织较少，并且在修复过程中需要先清除坏死组织，愈合超过3周，瘢痕较重。

深Ⅱ度的创面处理需要尽快去除坏死组织，为残存的上皮组织再上皮化提供适宜的愈合环境。因此，深Ⅱ度的创面采用削痂术或磨痂术。偏浅一点的深Ⅱ度可通过磨痂术，来加快上皮化，减轻瘢痕形成。而较深的深Ⅱ度一般通过削痂术，将创面基底削至瓷釉色，组织致密，有光泽，再移植断层皮片覆盖创面。

（3）Ⅲ度创面的处理：Ⅲ度创面为全层皮肤缺损，无残存的上皮组织。处理原则是尽早去除坏死组织和覆盖创面，使创面永久封闭。

Ⅲ度创面的治疗采用削痂术或切痂术，再移植断层皮片封闭创面。未伤及皮下组织的浅Ⅲ度采用削痂法，能够保留未烧伤的脂肪组织，因而创面修复后外形饱满，具有弹性，功能较好，削痂的合适平面为明亮光泽的脂肪组织和健康的血管网。

皮下组织的Ⅲ度创面，采用切痂法。一般主张在患者抗休克血流动力学稳定后早期切痂，即伤后4～5天内进行切痂。对于面积较大者，可采用分次切痂。切痂的平面为深筋膜层，深筋膜层与脂肪层有较清楚的疏松组织分界线，沿此层容易分离且出血少。在四肢切痂过程中应避免误伤深筋膜，对于主要的静脉（大隐静脉、小隐静脉、贵要静脉、头静脉等处）要保留一层脂肪组织，以防止损伤，且注意保护腱膜，特别是跟腱。在腘窝、髌韧带、肘关节、足跟处切痂容易超过深筋膜层，应十分注意。躯干切痂，尤其腹部部分难以辨别筋膜，因此，需从肌肉部位切开。由于躯干处出血较多，应边切痂边止血，注意结扎穿支血管。中青年女性和女孩胸部切痂时，原则上应尽可能地保留乳房。对于男性及老年女性患者，由于乳房深筋膜层次不清，手术视野出血多，为减少出血及缩短手术时间，可连同乳房一并切除。

（4）大面积创面的处理：燃爆伤造成的大面积烧伤的患者进入病房后，进行抗休克治疗的同时，在各项体征平稳并进行简单的创面清创后，应用磺胺嘧啶银乳膏或粉剂刷涂创面，并给予暴露疗法用红外线烤灯，早期保痂治疗。在平稳度过休克期后应用翻身床翻身护理，避免一侧创面长期受压。

伤后 4 ～ 5 天，行第一次切 / 削痂，可应用大张异体皮混合自体微粒皮移植以覆盖创面，通常选择一侧上肢和一侧下肢。若病情许可，一周在对侧的上肢和下肢行第二次切 / 削痂，应用大张异体皮混合自体微粒皮移植。如果自体皮源允许，可再行胸腹的分次切、削痂后移植小皮片覆盖。一般背部由于皮肤较厚，尽量保痂治疗，等残存的毛囊上皮组织充分扩展。若出现背部溶痂，可进行清创，去除坏死组织，最大程度的保存毛囊等皮肤附件组织，再散在移植自体小皮片，为残存上皮组织扩张起到搭桥的作用，从而加快创面封闭，而与传统的背部完全脱痂后等残余上皮组织扩展或再移植邮票皮片相比，能够更短时间封闭创面利于整体病情的稳定。应用大张异体皮混合微粒皮覆盖的创面，一般 3 ～ 4 周后，异体皮脱落，大部分微粒皮扩展封闭，部分未封闭创面，可行换药以及多次清创手术，补充移植小皮片覆盖。

对于特大面积烧伤患者，最大的问题是极大的覆盖创面需求与极小的供皮区之间的矛盾，要解决这一矛盾的途径只有使供皮区可反复供皮，以扩大供皮面积，同时充分利用有限皮源。在治疗中应当积极消灭创面，只要供皮区可再次取皮就立即手术覆盖创面。其中取皮中注意取皮厚度、取皮后供皮区保护及养护非常重要。

用大张异体皮混合自体微粒皮移植作为治疗大面积烧伤的治疗的方式，在我国国内已普遍推广。微粒皮移植自体皮的扩展面积可达到 14～18 倍，这对于面积超过 90% 的特重度烧伤，能够最大程度利用紧张的自体皮源。但是近几年异体皮源紧张，大张异体皮混合自体微粒皮移植手术的开展越来越困难。近十几年国内多家单位已经引进荷兰 Meek 微型皮肤移植技术治疗大面积烧伤患者取到了理想的效果。Meek 微型皮肤移植技术采用 1∶4、1∶6 和 1∶9 三种规格。最大扩展率可达到 9 倍，可基本满足抢救大面积烧伤的要求。同时 Meek 植皮愈合质量较高，瘢痕较平整，与网状皮接近。

在特大面积烧伤创面治疗中，合理安排手术时机至关重要。伤后 1 个月残留创面应争取 < 5%，2 个月末残留创面应争取 < 1%。

36 燃爆伤颜面及双手创面的处理十分重要

燃爆伤容易造成暴露部位如颜面部及双手的烧伤，并且多以深 Ⅱ 度或者 Ⅲ 度创面为主。颜面部创面极易造成瘢痕的形成而毁容，而双手又是工作及生活重要器官，处理不当造成手部畸形，严重影响患者工作和生活自理能力，因此，颜面及双手创面的处理又显得十分重要。

（1）颜面部创面处理：颜面部深度烧伤处理一直是烧伤创面治疗中的一个难点。由于颜面部血供丰富，并且表情肌肉与皮肤紧密结合，因此，行早期的切痂移植大张或整张分区植皮时出血量大不易止血，并且处理不当极易造成表情肌损伤，最终极易形成面具面容。因此，国内学者主张颜面部深度烧伤早期采用保痂的治疗方法。由于颜面部血管丰富，通常 9 天开始剥离，因此，在伤后 2 ～ 3 周采用剥痂或延期植皮方法，避免了面具脸的形成，也避免了晚期自然溶解后肉芽创面植皮造成的严重的瘢痕增生和挛缩畸形。

燃爆伤造成颜面部烧伤创面又有其独特的特点，其多为深Ⅱ度及Ⅲ度混合创面，并且像粉尘爆炸的燃爆伤常伴有严重异物污染，因此，处理起来相比较一般颜面部烧伤创面，难度更大并且后期极易形成异物的"文身"。

有学者提出早期保守磨削痂延期植皮治疗颜面部燃爆深度烧伤，其方法是早期保守磨削痂，术后应用药物促进坏死组织快速脱落，再进行整张或大张中厚皮片分区移植。其优点是：①能够减少创面出血。②去除了2～3周焦痂下细菌对残存上皮组织的破坏，避免了皮肤进一步加深坏死深度，并最大程度保留残存的上皮组织，为上皮化创造更好的条件。③能够去除粉尘异物，减少了污染的可能以及文身的形成。

因此，燃爆伤造成的颜面部创面处理，早期磨削痂延期大张中厚皮分区移植的方法有利于混合深度创面的愈合，最大程度限制瘢痕增生，保证面部的良好的功能及美观，减小后期整形手术的难度。

（2）手部创面处理：由于燃爆伤造成瞬间高热，且手部通常处于暴露位置，故手部容易造成深度烧伤。深度烧伤通常涉及手部筋膜、伸肌腱、骨关节的毁损或出现继发性改变，妨碍功能恢复，对伤后的工作和生活影响很大。因此，积极做好燃爆伤后手部创面的处理对减轻和预防畸形十分重要。

对于手部处理早期最关键的是手部、腕部环形焦痂的切开减张，是急诊入院处理的重点之一。切开减张能够终止组织的缺血，维护手内肌肉与手指的活力，减少组织坏死，减少截指率。手背部切开减张的位置即在大鱼际的桡侧和小鱼际的尺侧缘，并按环形焦痂范围延伸至腕部、前臂，直至近端达正常皮肤或浅烧伤区。同时第 2 掌骨桡侧缘做 4cm 切口，使第 1 掌骨肌充分减张。手指的切开减张要在手指两侧，切口要达手指全长，并绕过指尖连接起来，使之充分减张，在切开焦痂的过程防止损伤指固有动脉，并充分结扎出血点。

对于深Ⅱ度手部创面，如果患者全身条件允许，应该尽早行削痂术，并移植大张中厚自体皮片。对于Ⅲ度手部创面，则行切痂术，移植大张中厚自体皮片。在手背切痂时，应保留伸肌腱腱膜及薄层软组织，而在掌指关节和指间关节背侧时，注意该处的弧形突起，防止损伤伸肌腱。对于伤至伸肌腱、骨关节的创面，可等 3 周后去除骨皮质，在新鲜骨髓创面植皮。对于手指末端坏死较多的创面，可采用不完全截指，利用残存的掌侧软组织翻转覆盖截指残端，并结合指骨骨髓创面植皮，能够最大程度保留手指的长度。对于大面积烧伤的手部Ⅲ度烧伤创面，在早期治疗阶段，通常没有充足的皮源行植皮来封闭手部创面，更没有大块的供皮区来行大张中厚自体皮片的移植。若等到后期坏死组织自行脱离，肉芽组织形成，则瘢痕太重，严重影响后期手部功能。因此，尽可能在 3 周内行切痂后移植较大块的皮片，即使此时期移植邮票皮片也能利于手部尽快的功能锻炼，减轻手部水肿。

在整个手部创面修复的过程中，手部功能位的保持尤为重要，但单纯依靠患者自觉保持手部功能位，难以持久，需要在掌心虎口放置纱布卷及腕关节夹板，维持腕背屈 30°，诸指分开，拇指外展，第 2 ～ 5 掌指关节屈 20°，指间关节伸直。若没能坚持功能位，最后可能造成腕关节掌屈不能伸直，拇内收畸形，掌指关节背屈、指屈曲畸形。

参考文献

1. 黎鳌. 烧伤治疗学. 北京：人民卫生出版社，1995.

2. 盛志勇. 危重烧伤治疗与康复学. 北京：科学出版社，2000.

3.Marko B，Aleksandar L，Milorad M，et al.Treatment of blast injuries of the extremity.Journal of the American Academy of Orthopaedic Surgeons，2006，14（10）：77-81.

4.Bakhach J，Abu-Sitta G，Dibo S.Reconstruction of blast injuries of the hand and upper limb.Injury-international Journal of the Care of the Injured，2013，44（3）：305-312.

（杜伟力整理）

燃爆伤相关损伤

37 燃爆伤合并化学烧伤的概述

燃爆伤往往起因于化学品爆炸燃烧，因此，很多燃爆伤事故合并有化学烧伤。化学物质接触人体，刺激和腐蚀皮肤及黏膜组织引起的损伤，称为化学烧伤。化学物质对局部的损伤作用主要是细胞脱水和蛋白质变性，有的产热而加重烧伤；有的化学物质被吸收后可发生中毒。在我们日常生活、军事科研及工农业生产中，能引起人体损害的化学物质约有 25 000 余种。

随着化学工业和现代战争中化学武器的不断发展，

化学物质种类和性质的多样化，各种新的化学制剂的不断涌现，化学物质的用途也日益广泛，但同时各种原因所致的化学烧伤也逐渐增多。

一般化学烧伤除具有热力损伤的病理改变外，根据不同致伤物质的化学特性，常伴有如下特点：①某些化学物质的挥发物被吸入到呼吸道和肺泡内，可造成程度不同的化学性吸入性损伤。②某些化学物质可经烧伤创面和受损的呼吸道黏膜与肺泡被吸收，引起全身性中毒，导致全身各脏器的损害。③某些化学致伤物可呈进行性损害使烧伤创面加深。④某些化学物质接触人体后，需经过一段潜伏期，然后才形成创面及出现中毒症状，往往为人们忽视。⑤化学烧伤常伴有眼烧伤。

化学烧伤主要通过氧化、还原、脱水、腐蚀、溶脂、凝固或液化蛋白等作用致伤，损伤程度多与化学物质的毒性、浓度、接触时间有关。与热力烧伤不同的是，体表上化学致伤物质的损害要持续至被清除或被组织完全中和方能停止。因此，现场急救和早期正确处理创面非常重要。

化学烧伤的特点及发病机制：化学烧伤不同于一般

的热力烧伤，化学烧伤的致伤因子与皮肤接触时间往往较热烧伤的长，因此，某些化学烧伤可以是局部很深的进行性损害，甚至通过创面等途径的吸收，导致全身各脏器的损害。

化学烧伤的处理原则，同一般烧伤。应迅速脱离现场，终止化学物质对机体的继续损害，采取有效解毒措施，防止中毒，进行全面体检和化学检测。

38 燃爆伤合并化学烧伤的局部损害多种多样

化学烧伤局部损害的情况与化学物质的种类、性质、浓度、剂量以及与皮肤接触的时间等均有关系。化学物质的种类不同，局部损害的方式也不同，例如酸凝固组织蛋白，碱则可以使脂肪组织皂化；有的可毁坏组织的胶体状态，使细胞脱水或与组织蛋白结合；有的则因本身的燃烧而引起烧伤（如磷烧伤）；有的化学物质本身对健康皮肤并不致伤，但由于爆炸燃烧致皮肤烧伤，并进而引起化学物质从创面吸收，加深局部的损害或引起中毒等。局部损害中，除皮肤损害外，黏膜受伤的机会也较多，尤其是某些化学蒸汽或发生爆炸燃烧时更为多见。因此，化学烧伤中眼及呼吸道的烧伤较一般火焰烧伤更为常见。

化学烧伤的严重程度，除与化学物质浓度及作用时间有关外，更重要的是取决于该化学物质的性质。例如一般酸烧伤，由于组织蛋白凝固后，局部形成一层痂壳，可以防止酸的继续损害。但有的化学烧伤则有继续加深的过程，例如碱烧伤后所形成的皂化脂肪或可溶性的碱性蛋白，又如磷烧伤所形成的磷酸等，都可继续加深组织破坏。了解这些致伤机制，有助于化学烧伤的局部处理。

有学者进行了这样的实验研究，当皮肤遭受酸或碱烧伤时，在水冲洗的同时，对皮肤的 pH 进行连续的检测，观察 pH 恢复正常所需的时间。实验结果表明，50% 的氢氧化钠引起的皮肤烧伤，如果皮肤 pH 恢复正常至少需冲洗 12 小时，而 30% 的各类酸引起的皮肤烧伤，只需要冲洗 2 小时即可，本研究提示碱烧伤是进行性的损伤。有人在实验中设计用氢离子透入深层组织，以期阻止碱损伤向深部组织扩展，但是未能获得满意效果。

39 燃爆伤合并化学烧伤的全身损害多更致命

化学烧伤的严重性不仅在于局部损害，更严重的是有些化学物质可从创面、正常皮肤、呼吸道、消化道黏膜等吸收，引起中毒和内脏继发性损伤甚至死亡。有时烧伤并不太严重，但由于合并有化学中毒，增加了救治的困难，使治愈率较同面积和深度的一般烧伤明显降低。更由于化学工业迅速发展，能致伤的化学药品种类繁多，有时对某些致伤物品的性能一时不了解，更增加了抢救的困难。

化学致伤物质的性能各不相同，全身各重要内脏器官都有被损伤的可能，但多数化学物质是通过肝、肾排出体外，故这两个器官的损害较多见，病理改变的范围也较广，常见的有中毒性肝炎、局灶性急性肝出血坏死、急性重型肝炎、急性肾功能不全及肾小管肾炎等。肺水肿也较常见，除了因为化学蒸汽直接对呼吸道黏膜的刺激与吸入性损伤所致外，不少挥发性化学物质由呼吸道吸入，可刺激肺泡引起肺水肿。此外，尚有一些化学物质如苯可直接破坏红细胞，不仅造成大量溶血，使伤员贫血，携氧功能发生障碍，而且增加肝、肾功能的负担与损害。有的则与血红蛋白结合成异性血红蛋白，发生严重缺氧。有的则可引起中毒性脑病、脑水肿、周围或中枢神经损害、骨髓抑制、心脏毒害、消化道溃疡及大出血等。

40 燃爆伤合并酸烧伤的种类甚多

酸烧伤的种类甚多，能造成烧伤的酸主要是强酸，如硫酸、硝酸和盐酸等无机酸，其他尚有三氯醋酸、苯酚（石炭酸）、铬酸、氯磺酸和氢氟酸等。高浓度酸能使皮肤角质层蛋白质凝固坏死，呈界限明显的皮肤烧伤。不同的酸烧伤，其皮肤产生的颜色变化也不同，可以辅助诊断。痂皮的柔软度亦为判断酸烧伤深浅的方法之一，浅者较软，深者较韧、硬。痂皮往往为斑纹样皮革样，但有时在早期较软，以后转韧。一般来说，痂皮色深、较韧，如皮革样，脱水明显而内陷者，多为Ⅲ度烧伤。此外，由于酸烧伤后形成一薄膜，末梢神经得以保护，故疼痛一般较轻，这与酸的性质及早期清洗是否彻底也有关；如果疼痛较明显，则多表示酸在继续侵蚀，一般也表示烧伤较深。酸烧伤创面肿胀较轻，很少有水疱，创面渗液极少，因此，不能以有无水疱作为判断烧伤深度的标准。

（1）硫酸烧伤：硫酸为无色油状液体，沸点为340℃，熔点为10.49℃，与水混合后可放出大量的热。在所有酸烧伤中，硫酸烧伤发生率占首位。其气态时吸入可造成吸入性损伤，误服液态硫酸可引起上消化道烧伤、喉部水肿及呼吸困难。硫酸焦痂呈现黄色，后转为棕褐色或黑色。硫酸烧伤痂皮的外观、色泽、硬度均类似Ⅲ度烧伤焦痂。痂皮柔软者烧伤较浅，韧者（如皮革样）烧伤较深；色浅者烧伤较浅，色深者烧伤较深。浓硫酸有吸水的特性，含有三氧化硫，在空气中形成烟雾，吸入后刺激上呼吸道，最小致死量为4ml。浓硫酸与空气接触后产生刺激性的二氧化氮，吸入肺内与水接触形成硝酸和亚硝酸，易致肺水肿。

（2）硝酸烧伤：硝酸为无色液体，沸点为340℃，蒸汽比重为空气的2.2倍，与水混合放热，稀释性强，氧化性强。浓硝酸与空气接触后产生刺激性的二氧化氮，吸入肺内与水接触形成硝酸和亚硝酸，易致肺水肿。硝酸焦痂呈现黄色或橙黄色，后转为黄褐色或暗褐色。

（3）盐酸烧伤：盐酸为氯化氢的水溶液，沸点为

83.1℃，-111℃呈固体，能溶解多种金属，同时放热。盐酸可呈氯化氢气态，引起气管 - 支气管炎、睑痉挛和角膜溃疡。盐酸焦痂为淡白色或黄蓝色，后转为灰棕色。

（4）氢氰酸及氰化物烧伤：氰化物按化学结构可分为无机氰化物和有机氰化物，后者亦称腈类化合物。它们分子中都含有 CN 基团，各个氰化物的毒性与 CN-析出的速度和量有关。无机氰化物作为化工原料被广泛地应用于制药、合成纤维、塑料、电镀、钢的淬火等工业。氢氰酸为微带黄色的、性质活泼的流动液体，具有苦杏仁味，易挥发，氰化物包括氰化钠、氰化钾、黄血盐、乙腈及丙烯腈等，其毒性是在空气和组织中放出氰根，遇水后生成氢氰酸。可经皮肤、呼吸道和消化道吸收引起中毒。金属氰化物释放热，可造成皮肤烧伤。吸入爆炸中产生的氰化氢气体或氰化物粉尘可引起吸入性损伤。

氰化物进入体内后，CN- 能迅速与氧化性细胞色素氧化酶的 Fe^{3+} 结合，阻碍其被细胞色素还原为带 Fe^{3+} 的还原型细胞色素氧化酶。细胞不能得到足够的氧，造成细胞内窒息。此时，血液氧的饱和不受影响，血仍呈鲜红色。急性中毒者的动静脉血氧差从正常的 4%～5%

降低至 1% ～ 1.5%。由于中枢神经系统对缺氧最为敏感，所以呼吸中枢麻痹常为致死原因。临床上可见呼吸道刺激症状，眩晕，头痛，耳鸣，疲软，胸压迫感，呼吸困难，高血压，心律失常，传导阻滞，瞳孔缩小或扩大，神志淡漠，昏迷，低体温，抽搐，呼吸变浅、变慢，最后呼吸、心跳停止。

氰化物进入体内，大部分以氰化氢的形式由肺部呼出，部分在肝脏内经转硫酶等作用，与硫结合成为硫氰酸盐后经肾排泄。硫氰酸盐的毒性为氰化物的 1/200。高铁血红蛋白与氰化物可暂时结合成较稳定的化合物，可延迟毒性作用的发生。

急性氰化物中毒在临床上一般可分为前驱期、呼吸困难期、痉挛期和麻痹期。大量吸入高浓度氰化物后，在 2 ～ 3 分钟内即可出现呼吸停止，轻者需经 2 ～ 3 天后症状才逐步缓解。

由于氰化物毒性极大，作用又快，即使是可疑有氰化物中毒者，也必须争分夺秒，立即进行紧急治疗，以后再进行检查。

41 常见燃爆伤合并碱烧伤解读

常见致伤的碱性药物有苛性碱（氢氧化钠、氢氧化钾）、石灰和氨水等。

（1）强碱烧伤：氢氧化钠和氢氧化钾是碱性物质中对皮肤损害最大的碱类，称为苛性碱。苛性碱具有强烈刺激性和腐蚀性。碱烧伤的致伤机制是碱有吸水作用，使局部细胞脱水，碱离子与组织蛋白形成碱－变性蛋白复合物，皂化脂肪组织，皂化时产生的热可使深部组织继续损伤。由于碱－变性蛋白复合物是可溶性的，能使碱离子进一步穿透至深部组织，引起损害。苛性碱烧伤深度通常都在深Ⅱ度以上，刺痛剧烈。溶解性坏死使创面继续加深，焦痂软，呈黏滑肥皂样或烂豆腐状变化，感染后易并发创面脓毒症。指甲接触苛性碱后会变薄、失去光泽，使指甲扁平以至匙甲。稀薄溶液的接触可使皮肤干燥、皲裂、蜕皮。苛性碱的蒸汽对眼部和上呼吸道刺激强烈，可引起眼部和上呼吸道烧伤。

（2）生石灰烧伤：生石灰即氧化钙，有强烈的吸水性，与水化合生成氢氧化钙（熟石灰），并放出大量的热。石灰属碱性，可刺激及腐蚀皮肤。石灰烧伤多见于农村建造房屋时不慎跌入石灰池所致。生石灰遇水生成氢氧化钙并放出大量热，因此，可引起皮肤的碱烧伤和热烧伤，并相互加重。烧伤创面较干燥，呈褐色，有痛感，而且创面上往往残存有生石灰。

（3）氨水烧伤：氨是一种刺激性气体，恶臭，溶于水后生成氢氧化铵（NH_4OH），为碱性，通常称为氨水。氨水是农业上常用的肥料之一，常用的浓度为 15% ～ 30%，是中等强度的碱，它与强碱类一样有溶脂浸润的特点。氨水属弱碱类，与黏膜、皮肤较长时间接触可造成浅度烧伤。氨水极易挥发释放出氨，具有刺激性。吸入高浓度氨后可产生急性喉头水肿、喉痉挛而窒息。氨经上呼吸道吸入后可下达肺泡，因此，氨水吸入性损伤的病例中大多伴有严重的下呼吸道烧伤。

42 燃爆伤合并磷烧伤在爆震伤的化学烧伤中居第三位

磷有黄磷（又称白磷）、红磷（又称赤磷）、紫磷和黑磷 4 种异构体，其中黄磷有剧毒。黄磷为淡黄色或白色蜡状固体，熔点为 44.9℃，沸点为 250℃，34℃时可自燃，有大蒜味，不溶于水，溶于油脂，接触空气容易氧化生成五氧化二磷（P_2O_5）和三氧化二磷（P_2O_3）。P_2O_5 遇到水生成磷酸。

在爆震伤的化学烧伤中，磷烧伤仅次于酸、碱烧伤，居第三位。在现代战争中，磷弹的应用增多，如含磷的凝固汽油弹、手榴弹、炮弹和炸弹等，故磷烧伤的发生率在战时也增多。

（1）致伤机制：磷烧伤后可由创面和黏膜吸收，引起肝、肾等主要脏器损害，导致死亡。无机磷的致伤原因是局部热和酸的复合作用。因为磷暴露在空气中自燃（34℃时即可自燃）发生热烧伤，并形成 P_2O_5 及 P_2O_3，对皮肤或黏膜有脱水、夺氧的作用，且遇水形成磷酸和次磷酸，引起皮肤化学烧伤，这也是创面损伤继续加深的主要原因。黄磷是强烈的胞质毒，能迅速从创面或黏膜吸收，由血液带至各脏器，引起损害及中毒。磷溶于油脂，因此，接触皮肤的磷颗粒可沿皮脂深入到皮肤深部，使脂肪液化。磷烧伤的患者皮下液化脂肪中的含磷量可超出血中数倍。磷氧化生成的 P_2O_5 可被吸入引起呼吸道烧伤，造成急性喉头水肿、急性支气管炎和间质性肺炎、肺水肿等。磷还具有原生质毒性，能抑制细胞的氧化过程，引起肝、心、肾等实质性脏器广泛脂肪变性。黄磷进入红细胞，可破坏其酶的功能，引起溶血，造成黄疸及血红蛋白尿，加之磷本身对肾脏的毒性，磷中毒早期即可导致尿少、血尿、蛋白尿、管型尿、尿中氨基酸及乳酸增加等。磷中毒还引起肝大、肝区压痛、肝细胞性黄疸、肝功能异常、凝血酶原时间延长，严重者可死于肝坏死、急性黄色肝萎缩。血磷、ALT、血肌酐值越高，表明肝、肾中毒越严重。

（2）病理变化：

①呼吸器官的变化：喉头和气管黏膜水肿，色青灰。肺呈急性支气管肺炎和间质性肺炎，毛细血管充血，有中性粒细胞浸润和灶性出血。这是由于吸入磷的烟雾或磷元素所致。

②肾脏变化：肾脏病变严重，皮质与髓质界限不清。肾小管各段管腔内均有红细胞和血红蛋白管型，肾小球充血和肿胀，但未见脂肪变性。肾脏细胞水肿，细胞核周围有空泡。

③肝脏变化：肝小叶结构不清，肝细胞有肿胀变性，部分崩溃溶解，肝窦淤血水肿，库普弗细胞增大脱落。门静脉区有淋巴细胞浸润，呈中毒性组织退行性变，肝脏的切面充血和坏死，呈豆蔻状小粒和脂肪肝。

门静脉内有微栓塞。

④心脏变化：有心内膜炎、渗液和局灶性出血，心肌有退行性变和局限的出血、坏死。家兔与大白鼠磷烧伤后的病理组织切片检查基本上与临床尸检相符，以肾脏和肝脏的病理变化最为显著。研究检查均证实无机磷从创面吸收入血后主要受损的脏器为心、肺、肝和肾，以肝、肾的损害最为严重。

磷也可从黏膜（呼吸道或消化道）吸收中毒，内脏的病理变化与经创面吸收后的变化相似，唯脂肪肝较为明显。

（3）局部表现：磷烧伤实际上是热及化学物质的复合烧伤，故损伤一般均较深，有时可达骨骼。磷在空气中燃烧时，能发出烟雾和大蒜样的臭味（如果口腔与呼吸道沾染有磷时，亦有此现象），在黑暗的环境中能见到蓝绿色的荧光。临床上所见的浅Ⅱ度或深Ⅱ度的创面呈棕褐色，在创面暴露情况下，Ⅲ度磷烧伤呈黑色。曾有1例磷烧伤，Ⅲ度烧伤的外表如一般所见的干燥焦痂，截肢时则见肌肉和骨骼均为黑色，尸检时发现头皮与帽状腱膜亦呈黑色。

早期经硫酸铜处理的Ⅲ度磷烧伤，经过包扎治疗后，刚揭除敷料时创面为白色，暴露后呈蓝黑色，3 天后则完全变为焦黑色。说明已侵入皮肤以下各层组织的磷及其化合物虽早期用硫酸铜处理，亦难防止其继续向深层入侵。目前认为唯一防止的办法是早期手术切除。

（4）全身表现：

①头痛、头晕和全身乏力：不论面积大小，大部分患者均有头痛，出现甚早，一般在 3 ～ 5 天后消失。但有时可持续至创面愈合以后，甚至更久。

②肝区压痛、黄疸和肝大：在伤后 2 ～ 4 天出现黄疸，血清黄疸指数、胆红素均升高，凡登白试验有延迟反应，肝脏肿大位于肋下 1 ～ 2 横指，肝区叩痛；3 ～ 4 天后逐渐恢复正常。磷被吸收后存在于体液中，一部分在血液中氧化，形成磷的低价化合物，一部分在肝脏中沉着，使肝脏发生中毒性病理变化。

③呼吸道表现：磷化合物或烟雾，尤其是五氧化二磷和三氯化磷，被吸入后，患者呼吸增快而短促，严重者可发生窒息。听诊时呼吸音低远，伴有哮鸣音。轻者有慢性咳嗽，重者可发生肺水肿。

④泌尿系统表现：多数有少尿、血红蛋白尿及各种管型。严重者发展成为少尿型急性肾功能不全。由于肾

小球和肾小管均坏死，血清钾、钠、磷等含量在伤后
72 小时内急剧上升，患者往往因高钾血症致心搏骤停。

⑤低钙、高磷血症：有研究用白磷将家兔烧伤后，
发现 80% 的动物血钙下降、血磷上升。钙磷比例倒置
时，死亡率增高。心电图往往出现 Q-T 间期延长、ST
段下降、低电压、心率慢或心律失常。

⑥精神和神经系统表现：有报道发生精神改变，另
有少数患者发生多发性神经炎。

43 燃爆伤合并化学烧伤的诊断要点明确

（1）及时了解化学致伤剂的种类和浓度：及时了解
爆炸发生的原因，可能燃烧的化学试剂，联系现场调
查人员对爆炸现场空气进行分析，以充分了解化学致
伤的种类。

（2）及时了解化学致伤剂的温度：爆炸伤多为烧伤
合并化学损伤，即在热力烧伤的基础上合并化学腐蚀
性的损害，临床可称之为高温化学烧伤。这种烧伤创面
一般较深，多属深Ⅱ度以上的严重烧伤。

（3）根据临床表现确定烧伤分度及面积：化学烧伤

的体表面积与热力学烧伤诊断一致，均可使用九分法诊断。烧伤深度可根据皮损的色泽、质地、起水疱情况、基底情况、痛觉等判定，依化学致伤剂种类有所不同。

44 燃爆伤合并化学烧伤的治疗原则同一般烧伤

化学烧伤的处理原则，同一般烧伤。应迅速脱离现场，终止化学物质对机体的继续损害，采取有效解毒措施，防止中毒，进行全面体检和化学检测。

（1）早期处理：脱离现场，终止化学物质对机体的继续损害，积极处理创面。应立即脱离现场，脱去被化学物质浸渍的衣服，并立即迅速地用大量流动清水冲洗。其目的是稀释和机械冲洗，将化学物质从创面黏膜上冲洗干净。冲洗时可能产生一定热量，但由于持续冲洗，可使热量逐步消散。冲洗用水要多，时间要够长，一般清水（自来水、井水和河水等）均可使用。冲洗持续时间一般要求在2小时以上，尤其在碱烧伤时，冲洗时间过短很难奏效。如果同时有火焰烧伤，冲洗尚有冷疗的作用。有些化学致伤物质并不溶于水，但冲洗的机械作用可将其自创面清除。

头面部烧伤时，要注意眼、鼻、耳、口腔内的清洗。特别是眼，应首先冲洗，动作要轻柔，如有条件可用等渗盐水冲洗。如发现眼睑痉挛、流泪、结膜充血、角膜上皮损伤及前房混浊等，应立即用等渗盐水或蒸馏水冲洗，持续时间在 0.5 小时以上。如为碱烧伤，再用 3% 硼酸液冲洗；酸烧伤，则再用 2% 碳酸氢钠液冲洗。而后用 2% 荧光素染色检查角膜损伤情况，轻者呈黄绿色，重者呈瓷白色。为防止虹膜睫状体炎，可滴入 1% 阿托品扩瞳，3 ~ 4 次 / 天。用 0.25% 氯霉素、1% 庆大霉素或 1% 多黏菌素滴眼，以及涂 0.5% 金霉素眼膏等，以预防继发感染。还可用醋酸可的松眼膏以减轻眼部炎症反应。局部不必用眼罩或纱布包扎，但应用单层油纱布覆盖，以保护裸露的角膜，防止干燥所致损害。

石灰烧伤时，在清洗前应将石灰去除，以免遇水后石灰生热，加深创面损害。有些化学物质则要按其理化特性分别处理。大量流动水的持续冲洗比单纯用中和剂拮抗的效果更好。用中和剂的时间不宜过长，一般20 分钟即可。中和处理后仍须再用清水冲洗，以避免因为中和反应产热而给机体带来进一步的损伤。化学烧伤早期补液与热力烧伤基本相同。化学烧伤创面处理也与热力烧伤基本相同，应优先处理眼烧伤。早期对深Ⅱ度至Ⅲ度创面进行切、削痂植皮是首选的方法，包括急诊切、削痂植皮。

（2）防治中毒：有些化学物质可引起全身中毒，应严密观察病情变化。一旦诊断有化学中毒可能时，应根据致伤因素的性质和病理损害的特点，选用相应的解毒剂或拮抗剂治疗。有些毒物迄今尚无特效解毒药物，在发生中毒时，应使毒物尽快排出体外，以减少其危害。一般可静脉补液即给予利尿剂，以加速排尿。除上述治疗外，还要维持人体重要脏器的功能，尤其是肺、心、脑和肾的功能，防止多脏器衰竭。

强酸严重烧伤后，可被皮肤或呼吸道黏膜吸收，引起动脉血 pH 下降，出现严重酸中毒，因此，必须进行动脉血气分析并及时应用碱性药物。

45 燃爆伤合并化学烧伤的治疗要根据烧伤类型来决定

（1）酸烧伤：酸烧伤后立即用水冲洗是极为重要的急救措施，冲洗要用流动水持续冲洗 1 小时以上。一般不需用中和剂，创面处理同一般烧伤，宜采用暴露疗法。由于酸烧伤后迅速形成一层薄膜，创面干燥，痂下很少有感染，自然脱痂时间长，有时可达1个月以上，脱痂后创面愈合较慢。如确定为Ⅲ度烧伤，应争取早期切痂植皮。

（2）氢氰酸及氰化物烧伤：由于氰化物毒性极大，作用又快，即使对可疑有氰化物中毒者，也必须争分夺秒，立即进行紧急治疗，以后再进行检查。

氰化物的主要解毒药为高铁血红蛋白形成剂亚硝酸异戊酯和亚硝酸钠。高铁血红蛋白与CN^-的亲和力较强，结合得比较牢固。一个高铁血红蛋白的铁分子能与一分子氰结合，因此，适量的高铁血红蛋白不仅能解除血中游离CN^-继续抑制细胞色素氧化酶，而且能加速已经与细胞色素氧化酶结合的氰重新释放出来，从而恢复酶的活性。亚硝酸异戊酯作用快捷而短促，但生成高铁血红蛋白的量较少，故临床上用以应急。在现场及运送途中可将亚硝酸异戊酯1～2安瓿放在手帕中折断后吸入，每隔2～3分钟吸1次，直至开始静脉注射亚硝酸钠为止。亚硝酸异戊酯吸入，不要超过5～6支。如呼吸停止，可在人工呼吸下予以吸入。亚硝酸钠溶液静脉注射的量是 30% 亚硝酸钠 10～20ml（按 6～12ml/kg 计算），以每分钟 2～3ml 的速度静脉注射。随即用同一针头、以同样的速度在原静脉内注入 25% 硫代硫酸钠 50ml。必要时可在 1 小时后重复上次注射的半量或全量。上述两药不能静脉注射过速，否则将引起血压降低。硫代硫酸钠的作用是与 CN- 结合成硫氰酸盐（SCN-）之后随尿排出。

氰化物烧伤的创面可先用 1：1000 高锰酸钾溶液冲洗，然后用 5% 硫化铵溶液湿敷，并在全身支持疗法及解毒的同时，将黏有氰化物的创面行切痂植皮术。

（3）碱烧伤：氢氧化钠和氢氧化钾是碱性物质中对皮肤损害最大的碱类，称为苛性碱。苛性碱具有强烈刺激性和腐蚀性。苛性碱烧伤后应立即以大量流动水冲洗，要求冲洗至创面无滑腻感，石蕊试纸接触冲洗后的皮肤转为紫色（pH：4.5～8）才可认为冲洗满意。冲洗时间一般要求长达 1 小时以上，冲洗时间越长，效果越好。冲洗后可用 5% 醋酸、3% 硼酸、5% 氯化铵或氯化锌、10% 枸橼酸中和，中和后还须进一步冲洗。创面冲洗干净后，最好采用暴露疗法，以便观察创面的变化。深度烧伤应早期切痂植皮才能避免创面进行性加深。全身治疗同一般烧伤，但碱烧伤后，创面进行性加深，损伤组织容积大，早期肿胀较明显，失液量大，应注意早期不要因输液量不足而导致休克。误服苛性碱后不应洗胃或催吐，因洗胃或催吐均有使食管与胃穿孔的危险。可用小量橄榄油、5% 醋酸或食用醋、柠檬汁口服。如并发胃穿孔，需立即手术。

（4）生石灰烧伤：治疗时，首先应将创面上残留的生石灰刷除干净，然后用大量清水长时间冲洗创面以免石灰遇水生热加重烧伤。后续的治疗与一般烧伤相同。

（5）磷烧伤：由于磷及其化合物可从创面或黏膜吸收，引起全身中毒，故不论磷烧伤的面积大小，都应十分重视。

①现场抢救：应立即扑灭火焰，脱去污染的衣服，用大量清水冲洗创面及其周围的正常皮肤。冲洗水量应够大。若仅用少量清水冲洗，不仅不能使磷及其化合物冲掉，反而使之向四周溢散，扩大烧伤面积。在现场缺水的情况下，应用浸透的湿布（甚至可以用尿）包扎或掩覆创面，以隔绝磷与空气接触，防止其继续燃烧。转送途中切勿让创面暴露于空气中，以免复燃。磷燃烧爆炸时，往往同时有其他燃烧弹所造成的火浪，更易助

长磷的燃烧。患者应立即离开火区或现场，并用浸透冷水或高锰酸钾溶液的手帕或口罩掩住口鼻，使磷的化学反应在湿口罩内进行，防止其吸收，以预防肺部并发症。口、鼻腔沾染磷时，亦可用高锰酸钾液漱口或清洗。高锰酸钾能使磷氧化，减轻其毒性。在患者转运前，创面用碳酸氢钠溶液或清水浸透的敷料覆盖，不可暴露，并忌用油质敷料包扎。转运途中应附以磷烧伤的特殊标记，优先运送。

②创面处理：清创前，将伤部浸入冷水中，持续浸浴，浸浴最好是用流动水。进一步清创可用 1% ～ 2% 硫酸铜溶液清洗创面。若创面已不再产生白烟，表示硫酸铜的用量与时间已够，应停止使用。硫酸铜的作用是与表层的磷结合形成二磷化三铜颗粒，其可包裹在磷颗粒上，使磷与空气隔绝，不再燃烧，以减少对组织的继续破坏。同时，磷化铜为黑色，便于清创时识别。但对已经侵入组织中的磷及其化合物，硫酸铜并无作用。应立即将二磷化三铜颗粒从创面清除，最后必须用生理盐水把残留于创面的硫酸铜溶液冲去，否则后者被吸收后可引起铜中毒。因为硫酸铜可以从创面吸收，大量应用后可发生中毒，引起溶血，尤其是用高浓度

硫酸铜溶液（5%）时更易发生。

北京积水潭医院烧伤科应用的外用硫酸铜混悬液配方是：4%硫酸铜溶液500ml、10%碳酸氢钠、2%羟乙基纤维素和1%月桂酰硫酸钠500ml。加入月桂酰硫酸盐可降低磷颗粒的表面张力，增加覆盖效益，羟乙基纤维素可防止铜盐沉淀在创面上，从而避免铜盐吸收中毒。在没有上述各类药物时，最简单的方法是在2%硫酸铜溶液中加入适量洗衣粉冲洗创面。最后用清水将创面洗净。此后用镊子将黑色磷化铜颗粒逐一清除。必要时，可在暗室中检查，若有磷闪光物质，务必将其彻底清除。移除的磷颗粒应妥善处理（集中后埋入土中），不要乱扔，以免造成对工作人员和物品的损伤，甚至火灾。

磷颗粒清除后，再用大量等渗盐水或清水冲洗，清除残余的硫酸铜液和磷燃烧的化合物，然后用5%碳酸氢钠溶液湿敷、中和磷酸，以减少其继续对深部组织的损害。

创面清洗干净后，一般应用包扎疗法，以免暴露时残余磷与空气接触燃烧。包扎的内层禁用任何油质药物，避免磷溶解在油质中被吸收。如果必须应用暴露疗法，可先用浸透 5% 碳酸氢钠溶液的纱布覆盖创面，24 小时后再暴露。

为了减少磷及磷化合物的吸收及防止其向深层破坏，对深度磷烧伤应争取早期切痂。除中小面积磷烧伤可在伤后当日切痂植皮外，大面积磷烧伤患者在休克被控制后，或创造条件在休克期时即应积极争取手术。切痂时应包括已被侵入的较深层的组织，应尽量把黄磷沾染的组织和能溶解黄磷的脂肪层去掉，手术以切痂为主，并争取一期覆盖创面，以免磷继续吸收与破坏深部组织。整个肢体的磷烧伤，在切除焦痂时应作深层组织检查。若皮下组织或肌肉已呈黑色，应广泛切除。为了避免磷吸收中毒，必要时可进行截肢。若磷弹烧伤，弹片滞留在软组织中时，应进行清创，并移除弹片，避免磷吸收。

③全身治疗：对无机磷中毒的治疗，目前尚无有效的解毒剂，主要是促进磷的排出和保护各重要脏器的功能。有血红蛋白尿时，应及早应用甘露醇、山梨醇等溶质性利尿剂或呋塞米、依他尼酸等利尿，尽可能使尿量维持在 30 ~ 50ml/h，并碱化尿液。有呼吸困难或肺水肿时，应及时做气管切开，并应用解除支气管

痉挛的药品，如静注氨茶碱、异丙肾上腺素雾化吸入
等。吸入氧气，必要时应用呼吸机进行辅助呼吸。静
注 10% 葡萄糖酸钙 20 ~ 40ml，2 ~ 3 次 / 天，尤其是
有低钙血症、高磷血症时。磷烧伤后，即应保护肝脏，
不要待黄疸出现及肝大后才采取措施。给予保护肝、肾
的中药以及高热量、高蛋白、低脂肪、高维生素饮食，
并使用维生素 K、葡萄糖等。急诊处理时要注意碱化尿
液，以防血红蛋白尿阻塞肾小管。

④特大面积黄磷烧伤：应妥善处理患者的衣服、
被、物品、呕吐物及粪便等。医护人员应注意消毒隔
离，否则磷的气雾（大蒜样臭味）会被呼吸道黏膜吸收
导致中毒。广东省韶关地区曾在抢救大面积磷烧伤患者
的过程中，多名医护人员出现头晕、流涎、胸闷、呕
吐的症状。患者死后 2 个月余，其床褥还会继续散发大
蒜样臭味，也使吸入者出现上述磷中毒症状。

46 放射性损伤概述

放射性操作导致机体系统损害称为放射病。1945
年美国在日本的广岛和长崎投放了两颗原子弹，使几
十万人死亡，大批幸存者也饱受放射性病的折磨。1986

年 4 月 26 日，世界上最严重的核事故在前苏联切尔诺贝利核电站发生，乌克兰基辅市以北 130 公里的切尔诺贝利核电站的灾难性大火造成的放射性物质泄漏，污染了欧洲的大部分地区，土地、水源被严重污染，成千上万的人被迫离开家园。切尔诺贝利成了荒凉的不毛之地。10 年后，放射性仍在继续威胁着白俄罗斯、乌克兰和俄罗斯约 800 万人的生命和健康。专家们说，切尔诺贝利事故的后果将延续一百年。

原子能工业中核燃料的提炼、精制和核燃料元件的制造，都会有放射性废弃物产生和废水、废气的排放。这些放射性"三废"都有可能造成污染，由于原子能工业生产过程的操作运行都采取了相应的安全防护措施，"三废"排放也受到严格控制，所以对环境的污染并不十分严重。但是，当原子能工厂发生意外事故，其污染是相当严重的，国外就有因原子能工厂发生故障而被迫全厂封闭的实例。

核事故和燃爆中，排入大气中的放射性物质与大气中的飘尘相结合，由于重力作用或雨雪的冲刷而沉降于地球表面，这些物质称为放射性沉降物或放射性粉尘，可能造成放射性污染。

放射性污染的特点：绝大多数放射性核素毒性，按致毒物本身重量计算，均高于一般的化学毒物；按放射性损伤产生的效应，可能影响遗传给后代带来隐患；放射性剂量的大小只有辐射探测仪才可以探测，非人的感觉器官所能知晓；射线的辐射具穿透性，特别是 γ 射线可穿透一定厚度的屏障层；放射性核素具有蜕变能力；放射性活度只能通过自然衰变而减弱。

急性放射病是机体在短时间内受到大剂量（＞ 1Gy）电离辐射照射引起的全身性疾病。外照射和内照射都可能发生急性放射病，但以外照射为主。外照射引起急性放射病的射线有 γ 线、中子和 X 射线等。根据急性放射病临床特点和基本病理改变，分为骨髓型、肠型和脑型三种类型，其病程一般分为初期、假愈期、极期和恢复期四个阶段。

47 造血功能损伤是骨髓型放射病的特征

造血功能损伤是骨髓型放射病的特征，它贯穿疾病的全过程。骨髓在照射后几小时即见细胞分裂指数降低，血窦扩张、充血。随后是骨髓细胞坏死，造血细胞减少，血窦渗血和破裂、出血。血细胞减少，红系早于粒系，最初是幼稚细胞减少，以后成熟细胞亦减少。骨髓变化的程度与照射剂量有关，照射剂量小者，血细胞仅轻微减少，出血亦不明显；照射剂量大者，造血细胞严重缺乏，以至完全消失，仅残留脂肪细胞、网状细胞和浆细胞，淋巴细胞可相对增多，其他如组织嗜碱细胞，破骨细胞、成骨细胞亦增多，并有严重出血，呈骨髓严重抑制现象。骨髓被破坏以后，若保留有足够的造血干细胞，还能重建造血。骨髓造血功能的恢复可在照射后第 3 周开始，明显的再生恢复在照射后 4 ～ 5 周。若照射剂量很大时，造血功能往往不能自行恢复。

淋巴细胞（主要为脾和淋巴结）的变化规律与骨髓相似，亦以细胞分裂抑制、细胞坏死，减少和出血为主，其发展比骨髓快，恢复亦比骨髓早，但完全恢复需要较长的时间。

随着造血器官病变的发展，骨髓型放射病的临床过程有明显的阶段性，可划分为初期、假愈期、极期和恢复期。尤以中、重度分期为明显。

48 骨髓型放射病的临床表现解读

(1) 轻度：轻度骨髓型放射病的病情不重，症状轻，临床分期不明显，仅在伤后数天内出现疲乏、头昏、失眠、食欲减退和恶心等症状。稍后上述症状减轻或消失，可能不出现明显的极期而逐渐趋向恢复，一般不发生脱发，出血和感染。

血常规改变轻微，伤后 1～2 天内白细胞总数可有一过性升高，达 10×10^9 个 / 升左右。升高的组分主要是带状核中性粒细胞。升高的原因是骨髓细胞在照射后早期短暂的加速成熟和加快释放，以及循环池和边缘池白细胞的重新分配。以后白细胞总数轻度下降，30 天后可降至 $(3～4) \times 10^9$ 个 / 升。淋巴细胞没有早期升高，一开始就下降，伤后 3 天其绝对值可降至 1×10^9 个 / 升。50～60 天后血象逐渐恢复正常。轻度放射病预后良好，一般在两个月内可自行恢复。

(2) 中度和重度：中度和重度骨髓型放射病的临床经过基本相似，只是病情轻重不同，各期症状如下。

①初期：在照后数十分钟至数小时出现，表现为神经内分泌功能紊乱，特别是自主神经功能紊乱。主要症

状为乏力、头昏、恶心、呕吐、食欲降低，还可能出现心悸、出汗、口渴、体温上升，失眠或嗜睡。有的患者还有皮肤红斑、结膜充血、腮腺肿大、口唇肿胀等。

初期症状出现快慢、症状多少、程度轻重、持续时间长短等，都与病情轻重有关。中度多在照后数小时出现，有的可早到数十分钟；持续 $1 \sim 2$ 天。重度多在照后数十分钟出现，也可出现在数小时后，持续 $1 \sim 3$ 天。

血常规变化：照后数小时至 2 天，白细胞可升高至 10×10^9 个/升以上，然后下降。淋巴细胞绝对值在照后 $12 \sim 24$ 小时内明显减少，其减少程度与照射剂量有关。

②假愈期：开始于照射后 $2 \sim 4$ 天。初期症状基本消失或明显减轻。患者除有疲乏感外，可能无特殊主诉，精神良好，食欲基本正常。但是病情在继续发展，造血损伤进一步恶化，外周血白细胞和血小板呈进行性下降，机体免疫功能也开始降低。白细胞下降的速度与病情轻重有关。一般于照后 10 天左右白细胞下降到第一个最低值，然后出现顿挫回升，这是由于残留的造血干细胞有限地恢复增殖分化所致。回升的峰值与病

情有关,照射剂量大者回升峰值低。血小板下降比白细胞缓慢,中度放射病在第 2 周下降至 60×10^9 个/升以下,重度可降至 30×10^9 个/升以下。红细胞由于在外周血中寿命较长,下降较慢,在此期中一般无明显变化。假愈期中部分患者血培养可查到细菌,出现菌血症,细菌多为上呼吸道的革兰阳性球菌。

假愈期长短是病情轻重的重要标志之一。中度放射病为 20 ～ 30 天,重度放射病为 15 ～ 25 天。在假愈期末,外周血白细胞可降至 2×10^9 个/升以下,此时患者出现皮肤黏膜出血和脱发,被看作是进入极期的先兆。出血多见于口腔黏膜、胸部和腋窝部皮肤处。

③极期:极期的标志是体温升高,食欲降低,呕吐腹泻和全身衰竭。进入极期,病情急剧恶化,是各种症状的顶峰阶段,治疗不力者多于此期死亡。

造血损伤极其严重:骨髓增生极度低下,各系造血细胞均减少,淋巴细胞和浆细胞比例增高。骨髓细胞体外培养可能无粒细胞–单核细胞集落生成单位(CFU–GM)生长。外周血细胞持续下降到最低值,最低值水平与病情轻重有关。中度放射病血小板可降至(10 ～ 25) $\times 10^9$ 个/升,重度可降至 10×10^9 个/升。中度放射病红细胞轻度降低，重度可降至 2.5×10^{12} 个 / 升以下。白细胞分类计数、中性粒细胞比例减少，核右移，并有退行性变化。

感染：照射后机体免疫功能被削弱，导致感染易于发生发展，感染是急性放射病的严重并发症，而且往往成为死亡的主要原因。感染的发生与粒细胞缺乏密切相关，粒细胞数愈低，感染愈重，威胁愈大。口咽部常是最早出现感染灶的部位，如牙龈炎、咽峡炎、扁桃体炎、口腔溃疡、口唇糜烂和溃疡等。口腔感染常有局部疼痛，张口和进食困难。其他如肺部、肠道、泌尿道和皮肤感染亦多见。急性放射病的感染源有外源性和内源性两方面。内源性多为来自上呼吸道和消化道的条件致病菌。早期多为呼吸道的革兰阳性球菌，晚期多为肠道的革兰阴性杆菌。急性放射病感染的特点是炎症反应减弱，出血坏死严重。表现为局部红肿，白细胞计数不升高；镜下可见渗出减少，炎细胞浸润很少或缺如（称乏炎细胞性炎症），吞噬现象不明显，肉芽形成少，局部细菌大量繁殖。由于细菌繁殖和毒素的作用，局部出血坏死严重，且很易播散至其他部位，发展为全身感染（菌血症、败血症、毒血症、脓毒血症等）。重度以上患者还可能并发霉菌和病毒感染。由于长期应用抗生素治疗，体内菌群失调，易并发霉菌感染。感染部位以肺部为多见。霉菌感染常并发组织坏死，并直接向周围组织扩散，或通过血行传播至其他脏器成为致死的原因。当全身照射 5～6Gy 以上，有可能并发病毒感染，照射剂量越大，发生率越高。病毒感染可以发生于粒细胞缺乏之前，亦可发生于粒细胞回升之后，感染源可为疱疹病毒和巨细胞病毒。病毒感染常是凶险的征兆，可使病情迅速恶化，长期发热不退，成为致死的原因。

出血：照射后造血器官损伤严重，血小板数明显减少、功能降低，如血小板黏着力减退、凝血因子不足、5-羟色胺（5-HT）含量减少等，加上血管壁的脆性和通透性增加，全身多发性出血也是急性放射病的主要病理和临床表现之一，对病情的发展和结局有重要影响。出血在各内脏器官和皮肤黏膜都可发生，一般来说内脏出血要早于体表。内脏出血的顺序为骨髓、淋巴结、小肠、胃、大肠、心、肺、肾、膀胱等。出血的程度随照射剂量和治疗情况而异，轻者仅为少数点状出血，严重者成斑块状出血，甚至弥漫成片。出血的时间常与血小板下降程度一致，当血小板低于 70×10^9 个 / 升时，可见皮肤黏膜点状出血，低于（30～50）×10^9 个 / 升时，则往往会引起严重出血，大量出血会加重造血障碍和物质代谢紊乱，并促进感染的发生。患者进入极期前首先出现皮肤和黏膜散在出血点，进入极期后逐渐加重。部分中度患者也可能只有出血倾向，如束臂试验阳性、出凝血时间延长，大便隐血试验阳性等。重度患者常发生严重出血，可有鼻出血、尿血、便血、咳血、呕血等，女患者可发生子宫出血。在发生感染的部位常伴有严重的出血坏死，大量出血可引起急性贫血，重度脏器出血可成为死亡的原因。

胃肠道症状：进入极期后，患者又出现食欲降低，恶心等症状，重度患者多有呕吐、拒食、腹泻、腹胀、腹痛等，腹泻常伴有鲜血便或柏油样便。重度患者或腹部照射剂量大者，可发生肠套叠、肠梗阻等并发症。

其他症状：极期患者一般表现衰弱无力，精神淡漠，烦躁等，查体可见睫反射减弱或消失。重度患者常出现物质代谢紊乱，水盐及酸碱平衡失调，如脱水、体重下降、酸中毒、低钾血症等。

化验检查：生化检查可见二氧化碳结合力降低，血清总蛋白减少。血中非蛋白氮增高，血清谷草转氨酶

（GOT）和谷丙转氨酶（GPT）不同程度升高，血中凝血因子和 5–HT 含量降低。血栓弹力图检查可见 r、k、r+k 值延长，ma 和 mE 值变小，表明凝血障碍。

极期症状非常严重，但对中、重度患者来说，仍存在自行恢复的可能。在极期末可见骨髓重现造血，只要精心治疗，控制住感染、出血等主要症状的发展，保持患者内环境的稳定，使患者能渡过极期进入恢复期。

④恢复期：照射后 5 ～ 7 周开始进入临床恢复期。发病后约 4 ～ 5 周骨髓开始恢复造血，1 周后外周血白细胞开始回升。照射后 50 ～ 60 天白细胞数可升高至 5×10^9 个 / 升左右，血小板数可基本正常。随着造血功能的恢复，其他症状也逐步好转，出血停止并逐渐吸收，体温恢复正常，精神和食欲开始好转。照射后 2 个月，患者头发开始再生，经过一段时间可恢复至照前情况，或者比照前生长更稠密。

进入恢复期后，患者免疫功能和贫血恢复较慢，可存在易疲劳等症状和再发生感染的可能。此外，重度患者进入恢复期后还可能出现某些脏器损伤的症状，常见的如肝损伤，出现黄疸、转氨酶升高、消化不良、腹泻等症状。所以，恢复期的护理和治疗仍不能放松，患者还需经过 2～4 个月才能基本恢复正常。

在恢复期中，性腺恢复较慢。照射后精子数下降的顶峰在照射后 7～10 个月，1～2 年后才能恢复。受照射剂量较大者，亦可造成永久性不育。

（3）极重度：极重度放射病的病情经过和主要症状与重度大体相似，其病变发展较快、症状重、极期持续较久、恢复慢。由于造血损伤严重，自行恢复的能力减弱。特点是：

①初期症状出现早而重，假愈期短：极重度放射患者在照射后 1 小时内即出现反复呕吐，并可有腹泻、患者呈衰弱状态。初期症状持续 2～3 天后有所减轻，约经 7～10 天后进入极期。有的病例也可能直接转入极期，没有明显的假愈期。

②造血损伤严重，部分患者能于自行恢复造血功能：外周血象变化迅速，照后 1 周白细胞可降至 1×10^9 个/升，3 天后淋巴细胞绝对值可降至 0.25×10^9 个/升。极期白细胞、血小板都可降至 0，贫血严重。剂量偏大的极重度患者需输入外源性造血干细胞支持重建造血。

③极期症状重：进入极期后，患者高热、呕吐、腹泻、拒食、出血等症状严重，并呈现全身衰竭。腹泻可

呈水泻样或血便，脱水和电解质紊乱严重。胸部受到大于 8Gy 照片者可并发间质性肺炎，霉菌和病毒感染发生率高。

间质性肺炎是受大剂量照射后的严重并发症，其发生原因不完全清楚，一般认为与肺部放射损伤和病毒（如巨细胞病毒）感染有关。间质性肺炎的病理变化主要为肺间质水肿、炎细胞浸润，肺泡纤维蛋白渗出和透明膜形成。晚期可见肺纤维化，肺泡壁增厚、气体交换障碍。临床表现为轻到中度咳嗽，干咳或有少量非脓性痰、呼吸急促或进行性呼吸困难、发绀等，多数患者有发热和肺部啰音。治疗困难，一般在发病后 10 ～ 15 天死亡。

④治疗难度大，预后严重：此类患者虽经积极治疗，恢复较慢，目前治疗水平只能救活部分患者，并发间质性肺炎和霉菌、病毒感染者预后严重。

49 肠型放射病的胃肠道症状为主要特征

肠型放射病是以呕吐、腹泻、血水便等胃肠道症状为主要特征的非常严重的急性放射病。机体受肠型剂量照射后，造血器官损伤比骨髓型更为严重。但因病程短，造血器官的损伤尚未发展，小肠黏膜已发生了广泛坏死脱落，因此，肠道病变是肠型的主要病理特点。

由于小肠黏膜上皮细胞的更新周期为 5 ～ 6 天，所以肠型放射病在 1 周左右即出现小肠危象，小肠黏膜上皮广泛坏死脱落。眼观肠壁变薄，黏膜皱襞消失，表面平滑。镜观隐窝细胞坏死，隐窝数减少甚至完全消失，绒毛裸露，在隐窝和绒毛可见巨大的畸形细胞（亦称 ω 细胞）。畸形细胞是肠腺细胞受损伤后，丧失了正常分裂能力，但仍能合成 DNA，以致胞体肿大，失去了正常的上皮细胞形态和功能。肠黏膜上皮广泛坏死脱落并出现畸形细胞，是肠型放射病的病理特征。在小肠黏膜上皮变化的同时，黏膜固有层和黏膜下层血管充血、间质水肿、有少量粒细胞和圆细胞浸润。

肠型放射病由于病情重、发展快、病程短，所以临床分期不如骨髓型明显，临床表现有以下主要特点：

（1）初期症状重，假愈期不明显：在照射后 20 分钟 ～ 4 小时内全部出现症状，主要表现为反复呕吐，全身衰竭、血压轻度下降、有时有腹泻。症状持续 2 ～ 3 天后稍有缓解。经过 3 ～ 5 天假愈期，在照射后 1 周即转入极期，或不出现假愈期直接转入极期。

（2）极期突出表现为胃肠道症状：进入极期后，患者出现反复呕吐，呕吐物多含胆汁或血性液体。严重腹泻是极期的突出表现，每天可达 20～30 次。腹泻以血水便为其特征，血水便中含肠黏膜脱落物。腹泻伴有腹胀、腹痛。由于肠蠕动功能紊乱，肠套叠、肠梗阻、肠麻痹等发生率较高。

（3）造血损伤严重：肠型放射病造血器官损伤比骨髓型重，外周血常规变化快，数天内白细胞可降至 1×10^9 个／升以下。照射剂量接近肠型放射病剂量下限者，经大力救治若渡过肠型死亡期，即表现出来严重的骨髓衰竭，一般都不能自行恢复造血功能。若经治疗而延长生存期者，亦可发生严重出血。

（4）感染发生早：由于造血损伤严重，免疫功能低下，肠道失去障碍，致使体液和电解质大量丢失，肠腔内细菌、毒素和有害分解产物侵入血液，很快造成脱水、水电解质代谢紊乱、毒血症、菌血症等并发症，成为死亡的原因。肠型放射病后期常出现坏死性肠炎、腹膜炎和坏死性扁桃体炎、败血症等。临终前机体衰竭，体温可骤然降低。

（5）治疗可延长生存期：患者进入极期后，病情迅速恶化，血压下降，虚汗、四肢厥冷、发绀、寒战、谵妄、昏迷，很快濒临死亡。死亡高峰在 10 天前后，治疗可延长生存期，但迄今尚无治活的先例。

50 脑型放射病以中枢神经系统损伤为特征

脑型放射病是以中枢神经系统损伤为特征的极其严重的急性放射病，发病很快，病情凶险，多在 1 ~ 2 天内死亡。脑型放射病时，显然造血器官和肠道的损伤更加严重。但由于病程很短，造血器官和肠道损伤未充分显露，因此主要病变在中枢神经系统。损伤遍及中枢神经系统各部位，尤以小脑、基底核、丘脑和大脑皮质为显著。病变的性质为循环障碍和神经细胞变性坏死。肉眼见大脑充血、水肿，镜下可见神经细胞变性坏死，血管变性，血管周围水肿、出血，炎细胞浸润等。小脑的辐射敏感性高于其他部位，尤其是颗粒层细胞变化显著，细胞减少，细胞核固缩或肿胀。蒲氏细胞空泡变性、坏死。大脑皮质神经细胞发生变性坏死，常见有胶质细胞包绕而成"卫星"或噬节现象，有时形成胶质细胞结节。坏死神经细胞的髓鞘发生崩解和脱失。

上述病变很快引起急性颅压增高，脑缺氧，以及运动、意识等一系列神经活动障碍，导致患者在 1 天左右死亡。死亡原因主要为脑性昏迷衰竭。

除上述普遍公认的三型以外，国内外有些学者根据事故病例和实验研究所得，提出在肠型和脑型之间存在一个心血管型放射病（cardio-vascular type）。其照射剂量介于肠型和脑型之间，病程较脑型稍长。病变特点是心肌变性坏死、炎症或萎缩，并有心血管系统的功能障碍，而小脑颗粒层细胞核固缩较脑型为少，一般不超不定期 1/4。临床主要表现为休克或急性循环衰竭，此型放射病的提出，对研究大剂量照射的发病机制和治疗有指导意义。

51 放射性损伤的防护相关药物还不尽理想

能预防或减轻放射损伤的药物称之为辐射防护剂（radioprotectant）。经过近半个世纪的努力，研究的药物很多，也筛选出了一些有效药物。但总的来说，还不尽理想，有的药物防护效价低，有的有效时间短，有的毒副作用大，使用受限制。辐射防护剂的作用原理包括：

（1）参与辐射化学反应：初期的辐射化学反应包括自由基生成、自由基化学反应、生物大分子损伤等。由于辐射防护剂参与了上述辐射化学反应，可对靶分子提供防护，从而减轻损伤，例如防护剂直接吸收能量，减轻 O_2 的作用，提供氢原子促进损伤分子的修复以及防护剂与靶分子或细胞结合复合体起保护作用等。一般认为含巯基的辐射防护剂可能有这方面的作用。这类药物通常仅在照前使用才有效。

（2）干预生化、生理反应：某些化学防护剂可以干预细胞代谢或参与神经体液调节机制，改变其生化、生理状态，从而起到减轻损伤、促进修复的作用，例如降低细胞代谢率以减轻细胞的辐射敏感性；延缓或促进细胞的增殖、分化；调节和增强机体的免疫功能，提高机体的辐射耐受力等。雌激素的防护作用与其影响造血干细胞的生理功能、调节干细胞的增殖和分化有关。近年发现的许多细胞因子，如集落刺激因子、白介素、肿瘤坏死因子、干扰素等，具有多方面的生物活性，显示出了辐射防护的效果，它们的机制可能与调节细胞的生理活性有关。这一类防护剂大多是在照前和照后使用都有一定效果。

52 放射病的诊断对指导采取救治措施非常重要

放射病的诊断既要确定患者是否患有急性放射病，又要早期判断病情的严重程度和疾病时期，这对指导及时采取有力的救治措施非常重要。

（1）早期分类：早期分类应在伤后即刻进行。战时从早期救治机构开始，平时可在入院初期进行。早期分类的主要依据如下：

①病史：主要指照射史。战时根据核爆炸的当量、爆炸方式、患者所处位置和有无防护等，初步估计患者受到的剂量。如为沾染区外照射，则根据所在沾染区的地面照射量率和患者通过或停留的时间，推测患者受照射的剂量，同时还要了解患者有无内污染的可能。平时的事故性照射，则根据事故的性质、辐射源的类型和活度、患者受照射时所处的位置和照射时间以及照射过程中人员活动情况、有无屏蔽等，初步估计可能受到的剂量。无论战时或平时，如患者佩戴有个人剂量仪，应及时了解个人剂量仪指示的读数。

②初期症状受照射后患者在 1 ～ 2 天内表现出的初期症状对判断病情有参考价值。

照后初期有恶心和食欲减退、照射剂量可能大于 1Gy；有呕吐者可能大于 2Gy。如发生多次呕吐可能大于 4Gy。如很早出现上吐下泻，则可能受到大于 6Gy 的照射。照后数小时内出现多次呕吐并很快发生严重腹泻，但无神经系统症状者，可考虑为肠型放射病。照后 1 小时内频繁呕吐、定向力障碍、共济失高、肢体震颤、肌张力增强者，可基本诊断为脑型放射病。在排除外伤因素的情况下发生抽搐者，可确认为脑型放射病。对初期病状要注意进行综合分析，还要排除心理因素，表 1 所列各项可供参考。

表 1　急性放射病的初期症状

分型（度）		初期开始时间	持续时间（天）	主要表现
骨髓型	轻度	几小时至 1 天或不明显	> 1	乏力，不适，食欲稍差
	中度	3 ～ 5 小时	1 ～ 2	头昏、乏力，食欲减退，恶心呕吐，白细胞短暂升高后下降
	重度	20 分钟～ 2 小时	1 ～ 3	多次呕吐，可有腹泻，白细胞短暂升高后明显下降
	极重度	立即或 1 小时内	2 ～ 3	多次呕吐，腹泻，轻度腹痛，白细胞短暂升高后急剧下降

分型（度）	初期开始时间	持续时间（天）	主要表现
肠型	立即或数十分钟内	/	频繁呕吐，严重腹泻，腹痛，血红蛋白升高
脑型	立即	/	频繁呕吐，腹泻，定向力障碍，休克，共济失调，肌张力增强，抽搐

③化验检查：

外周血淋巴细胞绝对值：早期外周血淋巴细胞的下降速度能较好地反映病情程度，尤其在战时是一个简单易行的早期化验指标，见表2。

表2　急性放射病早期淋巴细胞绝对值（×10⁹个／升）

分型（度）		照后 1 ~ 2 天	照后 3 天
骨髓型	轻度	1.2	1.0
	中度	0.9	0.75
	重度	0.6	0.50
	极重度	0.3	0.25
肠型和脑型		< 0.3	/

注：根据事故病例和实验资料，可作早期分类参考

网织红细胞：外周血红细胞变化较迟，但网织红细胞的变化很早。照后 5 天内网织细胞明显下降，相当于 3Gy 以上的照射。48 小时内消失，说明受到了致死剂

量的照射。

血红蛋白量：骨髓型放射病早期血红蛋白量变化不明显，肠型放射病早期升高。

（2）临床诊断：临床诊断是早期分类的继续，两者不可分割。目的是根据照射剂量、病情的发展和各项化验指标完成最后的确定诊断。

①物理剂量和生物剂量测定：正确测定病员受照射的剂量，是判断病情的主要依据。有条件时可分别测定物理剂量和生物剂量，两者可以互相补充，以得出较正确的数值。

物理剂量测定：要详细了解事故时辐射场的情况、人与放射源的几何位置、有无屏蔽以及人员移动情况和时间的变化等。如患者当时佩戴个人剂量仪要了解佩戴的位置。收集患者随身携带的手表红宝石和某些药品，前者用热释光法，后者用电子自旋共振波谱法测定受照射的剂量。当有中子照射时，应收集患者随身携带的金属物品以及患者的头发、尿样和血液等生物制品，进行中子的活化测量，了解受到的中子剂量。必要时进行全身24Na活化测量和人体模型模拟照射测量，然后进行分析、计算得出结论。

生物剂量测定：利用体内某些敏感的辐射生物效应指标来反映患者受照射的剂量，称生物剂量测定。现在公认淋巴细胞染色体畸变率是合适的生物剂量计，它与照射剂量有函数关系，特别适宜于 0.25～5Gy 剂量范围。但测定方法比较复杂，需在专门的实验室进行。通常用作生物剂量测定的畸变类型是断片、双着丝粒体和着丝粒环。方法是在照射后 24 小时内（最迟不超过 6～8 周）采血，体外培养 48～72 小时，观察淋巴细胞染色体畸变率。

近来有人用测定淋巴细胞微核率作为生物剂量测定的方法。淋巴细胞微核是游离于细胞质内的圆形或椭圆形小体，结构和染色与主核相似，大小为主核的 1/3 以下，其来源可能是染色体的断片。测定方法与染色体畸变率相似，观察分析比染色体畸变率容易。在 0.2～5Gy 剂量范围内，微核率与剂量呈线性关系。

②临床经过：初期和极其的主要临床表现，以及它们出现的时间和严重程度等，可作为诊断的依据，表 3 所列内容可做参考。

表3　各种程度急性放射病临床诊断参考表

主要症状		脑型	肠型极重度	骨髓型			
				重度	中度	轻度	
初期：	呕吐	+++	+++	+++	++	+	－
	腹泻	+ ~ +++	+++	++ ~ +	+ ~ －	－	－
	共济失调	+++	－	－	－	－	－
	定向力障碍	+++	－	－	－	－	－
极期：	开始时间（天）	立即	3 ~ 6	< 10	15 ~ 25	20 ~ 30	不明显
	口咽炎	－	++ ~ －	+++ ~ ++	++	+	－
	最高体温	< 36℃	↑或↓	> 39℃	> 39℃	> 38℃	< 38℃
	脱发	－	++ ~ －	+++ ~ +	+++	++ ~ +	－
	出血	－	++ ~ －	+++ ~ －	+++	++ ~ +	－
	柏油便	－	++ ~ －	+++	++	－	－
	血水便	+ ~ －	++	－	－	－	－
	腹泻	+++	+++	+++	++	－	－
	拒食	+	+	+	+ ~ －	－	－
	衰竭	+++	+++	+++	++	－	－

53　骨髓型放射病应以造血损伤为中心进行综合治疗

（1）综合治疗：骨髓型放射病的主要矛盾是造血组

织损伤。因此，围绕这一中心，一方面要设法减轻和延缓造血器官损伤的发展，促进损伤的恢复；一方面要大力防治由造血损伤引起感染和出血等并发症。另外，由于放射病的损伤涉及全身各器官，所以仍以综合治疗为主，达到保持机体内环境的平衡，安全渡过极期。

（2）分度、分期治疗：各度放射病的治疗措施基本是一致的，但繁简有所差别。轻度放射病在平时可短期住院观察，对症治疗，暂时对症处理、留队观察即可。中度以上放射病都需住院治疗。但中度的早期治疗可简化，重度和极重度不仅应立即住院治疗，而且要抓紧早期的预防性治疗措施，做到所谓"狠抓早期、主攻造血、着眼极期"，有利于提高治愈率。此外，还必须针对各期不同的矛盾进行治疗。

①初期：主要针对初期症状对症治疗，并根据病变特点采取减轻损伤的措施。如保持患者安静休息和情绪稳定；早期给抗放射药物；镇静、止吐等对症治疗，如给地西泮、甲氧氯普胺等；有眼结膜充血、皮肤潮红等症状者，给苯海拉明、异丙嗪等脱敏药；改善微循环；重度以上患者早期给肠道灭菌药，并做好消毒隔离；严

重的极重度患者早期进行造血干细胞移植。

②假愈期：重点是保护造血功能、预防感染和预防出血，加强护理，注意观察病情变化。鼓励患者多进食，给高热量、高蛋白、高维生素并易消化的食物，极重度患者可用静脉保留导管补充营养；保护造血功能，延缓和减轻造血损伤。可口服多种维生素，重度患者可少量输血；预防感染和预防出血；需移植造血干细胞的极重度患者，若初期未进行，进入本期后应尽早移植。

③极期：抗感染和抗出血是这一期治疗的关键问题，同时要采取有力的支持治疗，供应充分营养，保持水电解质平衡，纠正酸中毒，促进造血功能恢复。患者绝对卧床休息，控制输液速度，防止加重肺水肿，注意观察病情变化；抗感染、抗出血；促进造血功能恢复，给维生素 B_4、维生素 B_6、维生素 B_{12}、叶酸和 DNA 制剂，可应用造血因子以及补益和调理气血的中药；在供应充分营养（包括静脉补给）的同时，根据需要补充钾离子和碱性药物，同时可给与辅酶 A、ATP 等能量合剂。

④恢复期：主要防止病情反复，治疗遗留病变。加

强护理，防止患者过劳，预防感冒和再感染，注意营养摄入和观察各种并发症的发生；继续促进造血功能恢复，贫血患者可给铁剂、服用补益和调理气血的中药，或少量输血；有消化不良等症状者，对症处理；临床恢复期过后，应继续休息，调养一段时间，脱离射线工作。经体检鉴定后，可恢复适当的工作。

54 骨髓型放射病的治疗见解

（1）早期给予抗放药：抗放药是指在照射前给药和照射后早期给药都可减轻放射病的一类药物，对中、重度放射病效果较好。

（2）改善微循环：照射后早期微循环障碍可加重组织细胞损伤，尤其是重度以上放射病更为明显。可于照射后最初 3 天静脉滴注低分子右旋糖酐，每天 500 ～ 1000ml，加入适量地塞米松和复方丹参注射液，有益于改善微循环，增加组织血流量和减轻组织损伤。

（3）防治感染：防治感染在治疗中占有非常重要的位置。尤其在极期，应把控制感染放在治疗的首位。

①入院清洁处理：洗浴或用 1 ：5000 氯已定药浴。

②消毒隔离：战时采取区段隔离，即与其他伤病员分室或分区住院，以免发生交叉感染。病室经常用紫外线消毒和消毒液擦拭。平时，重度以上患者应住入层流洁净病房。

③注意皮肤黏膜卫生：要经常洗浴或擦浴。加强口腔护理，禁用牙刷，常用消毒液含漱。每次餐后都要用消毒液漱口和用含消毒液的棉球擦拭口腔，生殖器和肛门每天药浴。

④应用肠道灭菌药：重度以上患者早期口肠道细菌，减轻肠道感染。可口服小檗碱等。由于抑制了肠细菌，应适当补充维生素 B_4、维生素 B_2。

⑤全身应用抗菌药：这是控制感染的重要措施，以有指征地预防性使用为好。药物选择要根据血液或咽拭子培养和细菌药敏试验结果，并随时根据病情发展调整药物。

⑥增强机体免疫功能：中度和重度偏轻患者，机体免疫功能尚未丧失，可适当采用主动免疫措施，如用短棒状杆菌菌苗、卡介苗和某些植物多糖等刺激机体免疫功能。而对重度以上患者，则以被动免疫为好，可静脉注射大剂量人血丙种球蛋白或胎盘球蛋白。

⑦注意局部感染灶的防治：对患者潜在的感染灶，如龋齿、口腔炎、皮肤疖肿、痔疮、脚癣糜烂或新发生的放射性皮肤、黏膜损伤等，都要及时发现、抓紧治疗和护理，减少感染机会。

⑧注意防治真菌感染及病毒感染。

⑨间质性肺炎和防治：主要用给氧或辅助换气改善呼吸功能和防止心力衰竭。可应用肾上腺皮质激素改善呼吸困难、控制症状。可大剂量应用丙种球蛋白、抗病毒药和抗巨细胞病毒血清等防治病毒感染。

（4）防治出血：放射病出血的原因主要是血小板减少，其次还有微血管和凝血障碍等因素。

①补充血小板和促进血小板生成：给严重出血的病人输注新鲜血小板是目前最有效的抗出血措施。其他措施中酚磺乙胺有促进血小板生成的作用，可用于放射病治疗。

②改善血管功能：在假愈期即可开始应用改善和强化毛细血管功能的药物。如：肾上腺素缩氨脲、5-羟色胺、维生素C、维生素P等。

③纠正凝血障碍：可用6-氨基己酸（EACA）、维生素 K_3 等。

（5）输血及血液有形成分是重度以上放射病治疗的重要措施。

（6）造血干细胞移植：造血干细胞移植的细胞来源有三，即骨髓、胚胎肝和外周血。

（7）造血因子的应用：目前细胞因子的研究日益深入，许多重组的细胞因子陆续问世。平时的辐射事故中已将有关的造血因子应用于放射病的治疗。

55　肠型放射病首先应针对肠道损伤采取综合对症治疗

肠型放射病多在 1 ～ 2 周死于脱水、酸中毒、败血症、中毒性休克等。因此，首先应针对肠道损伤采取综合对症治疗，如禁食、肠外营养、保护肠黏膜等治疗。同时早期时行骨髓移植。待渡过肠型死亡期后，重点便是治疗造血障碍。

56　脑型放射病在诊断后应马上进入急救治疗

脑型放射病多死于 1 ～ 2 天内。急救的要点镇静、止痉、抗休克和综合对症治疗。

发生抽搐时，用苯巴比妥、氯丙嗪等加以控制，呕吐、腹泻时，应予以止吐、止泻、针对休克，应予补液、输血浆，应用去甲肾上腺素、间羟胺、美芬丁胺等升压药。

临床实践证明，对重度和重度以下急性放射病，目前应用的治疗原则和措施，可使其大部或全部治愈。但应定期随访观察，以便尽早发现可能发生的远期有害效应，及时给予明确诊断和妥善治疗。

参考文献

1.Joseph H，Thomas H，Robert S，et al.Chemical burns-an historical comparison and review of the literature.Burns Journal of the International Society for Burn Injuries，2012，38（3）：383-387.

2.Azize K，Ali K.Wood ash：an unusual cause of a chemical burn. Burns Journal of the International Society for Burn Injuries，2002，28（1）：95-96.

3.Hui J，Yu YX，Hong YX，et al.Radiation Burn Treatment of 263 Cases in China.Journal of Radiation Research，2000，41.

4.Luo CJ，Chen XH，Guo CH，et al.Effects of combined radiation-burn injury on bone marrow stromal cells in mice.Chinese

Journal of Disease Control & Prevention，2003.

5.Lataillade JJ,Doucet C,Bey E，et al.New approach to radiation burn treatment by dosimetry-guided surgery combined with autologous mesenchymal stem cell therapy.Regenerative Medicine，2007，2（5）：785-794.

（王成　赵筱卓整理）